肩痛“元凶”大揭秘 别再让“肩周炎”背锅了!

主　编　曹富江

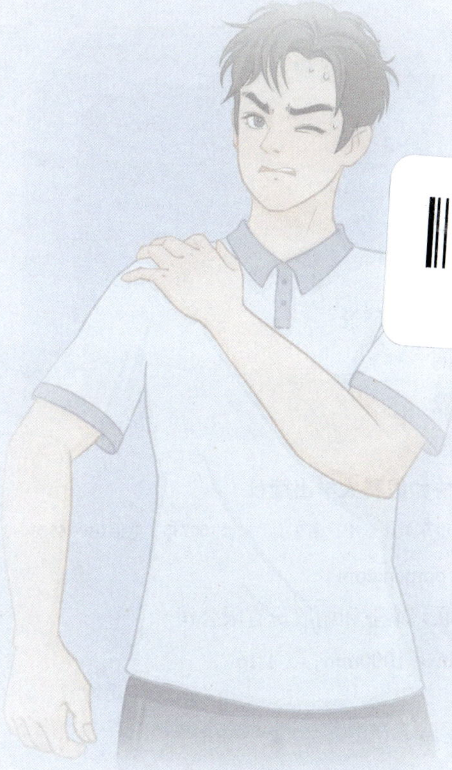

中国协和医科大学出版社
北　京

图书在版编目（CIP）数据

肩痛“元凶”大揭秘：别再让“肩周炎”背锅了！ / 曹富江主编. -- 北京：中国协和医科大学出版社, 2025. 3. -- ISBN 978-7-5679-2601-1

Ⅰ. R684

中国国家版本馆CIP数据核字第2025XY4593号

主　　编　曹富江
策　　划　杨　帆
责任编辑　高淑英　姚佳悦
封面设计　邱晓俐
责任校对　张　麓
责任印制　黄艳霞
出版发行　**中国协和医科大学出版社**
（北京市东城区东单三条9号　邮编100730　电话010-65260431）
网　　址　www.pumcp.com
印　　刷　北京联兴盛业印刷股份有限公司
开　　本　710mm×1000mm　1/16
印　　张　10.25
字　　数　110千字
版　　次　2025年3月第1版
印　　次　2025年3月第1次印刷
定　　价　59.00元

EDITOR'S LIST
编者名单

主　编　曹富江

副主编　谢　晶　吴　强

编　者　（按姓氏笔画排序）

王祥平　卢　丹　孙晶晶　李　云　李　丹

李　龙　李泽亮　吴　强　杨风顺　张瑞雪

周　涵　孟　娜　郭立杰　曹富江　谢　晶

插　图　周　涵

DAOYU

导　语

你是否熟悉以下生活场景?

「在医院诊疗室」

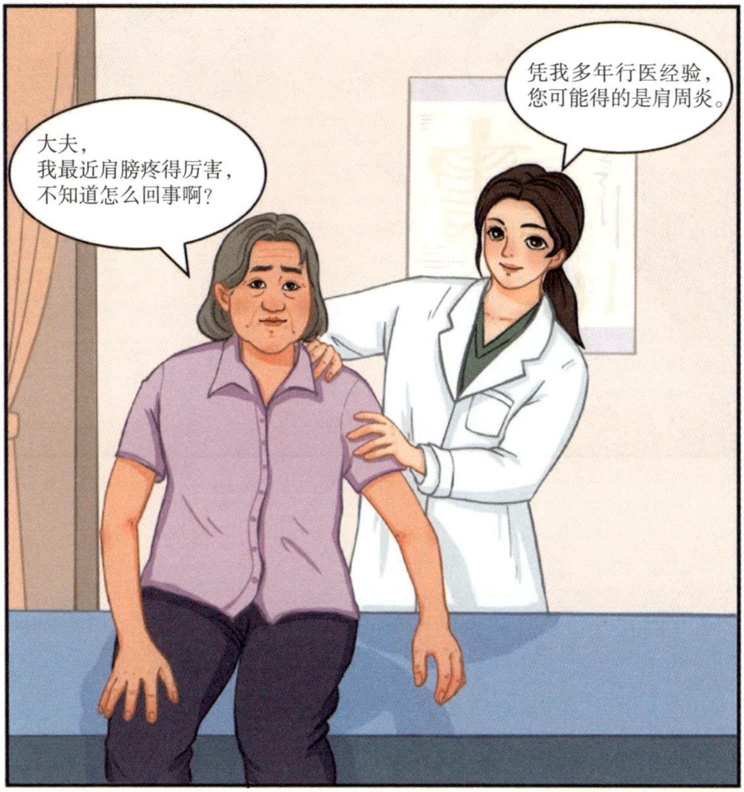

图1　医院诊疗室中医生对患者进行诊疗

「在推拿店」

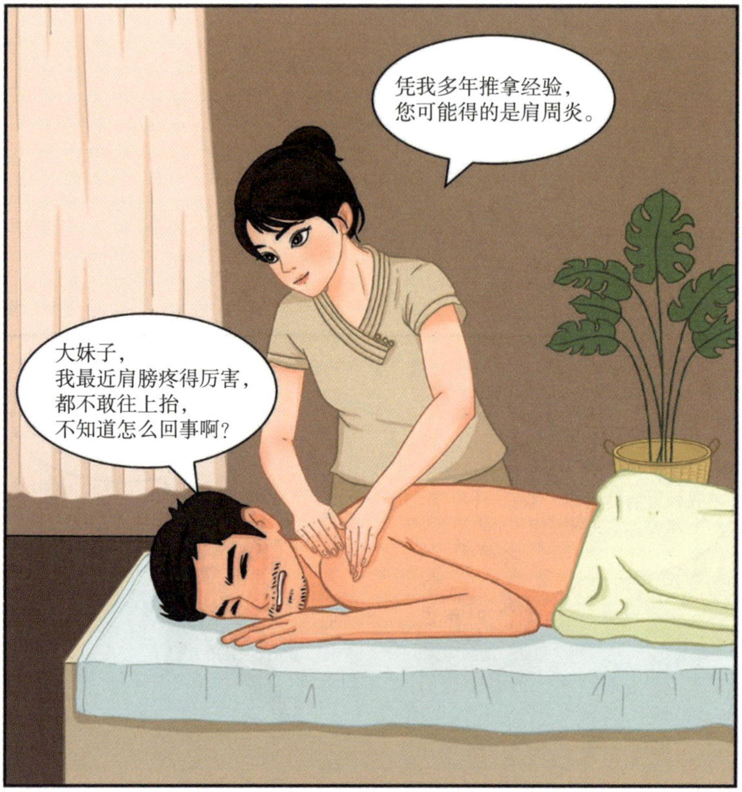

图2　推拿店中技师为顾客推拿

「在家里」

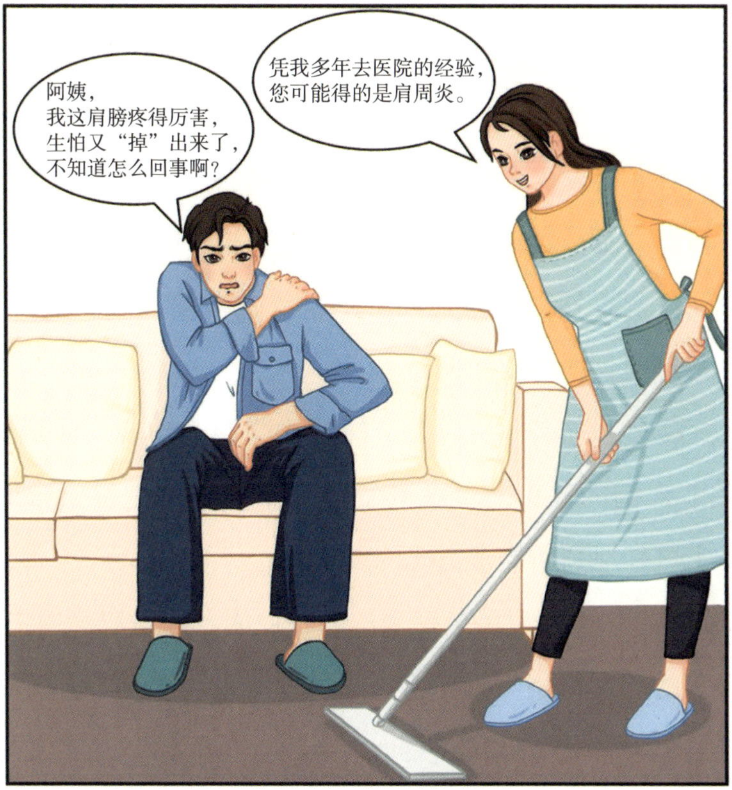

图3 小王在家中与阿姨对话

生活中各种场景，似乎肩痛只有“肩周炎”一种原因，长期以来被大众误会，成为大多数肩痛的“替罪羊”。

事实上，肩周炎并不多见！

在肩痛中，常见病因排行榜如下。

第一：肩袖损伤，约60%。肩膀疼痛、主动上抬无力。

第二：肩峰撞击综合征，约20%。肩膀疼痛，在上举或外展时疼痛加重。

第三：肩关节不稳定，约10%。肩部疼痛，对肩关节某个方向的运动感到恐惧。

并列第三：肩周炎，约10%。肩部疼痛，肩关节活动全面受限。

……

事实上，肩周炎在肩痛原因排名中勉勉强强也就并列第三。但身边大多数肩痛却都被当成肩周炎，大多数时候肩周炎是替罪羊！

本书旨在全面且深入地为读者剖析肩关节疼痛相关的知识体系，以纠正这种普遍存在的认知偏差。

在第一章中，详细介绍肩关节的结构与活动功能，这是理解后续所有肩关节疾病的基础。了解其复杂而精妙的构造及正常的活动界限，有助于更好地判断异常情况的发生。

第二章则聚焦引发肩关节疼痛的各种原因。探讨肩峰撞击综合征、肩袖损伤等的病理机制与临床表现，从而有助于鉴别，避免将所有肩痛都简单归结为肩周炎。

明确了病因之后，第三章为大家介绍保守治疗手段。保守治疗是肩痛最常见也是应用最广泛的治疗方法，这些方法为那些不需要或暂时不适合手术的患者提供了缓解疼痛、促进恢复的有效途径。每一种保守治疗方法都有其优势与适用场景，我们会详细阐述其操作要点、预期效果及可能存在的局限性。

而对于那些病情较为严重、保守治疗无法达到理想效果的患者，手术治疗则成为一种必要的选择。第四章详细阐述各种肩关节疾病的手术适应证、肩关节镜手术的基本过程、手术相关护理及术后康复的知识，并解答大众关于手术的常见疑问，包括手术时机的选择、术前准备工作、手术风险评估及术后疼痛管理等关键问题，同时也深入探讨了影响肩关节手术成功率的各种因素，让患者在面对手术时能够心中有数，消除不必要的恐惧与担忧。此外，还为患者提供了出院后的生活建议，包括饮食、休息、日常活动注意事项，以及后续的复查安排等。让患者离开医院后，依然能够得到正确的引导与关怀，顺利完成整个术后康复过程。

本书是一本普及肩关节健康知识的科普读物，能够帮助大家正确认识肩痛，及时发现问题并采取合适的应对措施，避免因错误认知而延误病情或接受不恰当的治疗。希望本书的出版，能够提高全社会对肩关节健康的重视程度，改善肩关节疾病患者的治疗效果与生活质量。

CONTENTS

目　录

第一章

认识肩关节

肩关节相关疾病类型很多，接下来，让我们首先来认识一下肩关节。

第一节　肩关节的结构

肩关节是连接上肢和躯干的关节之一，允许手臂在多个方向上的运动。肩关节由三部分组成：锁骨、肩胛骨和肱骨。这三块骨头共同形成了肩关节的结构（图1-1）。

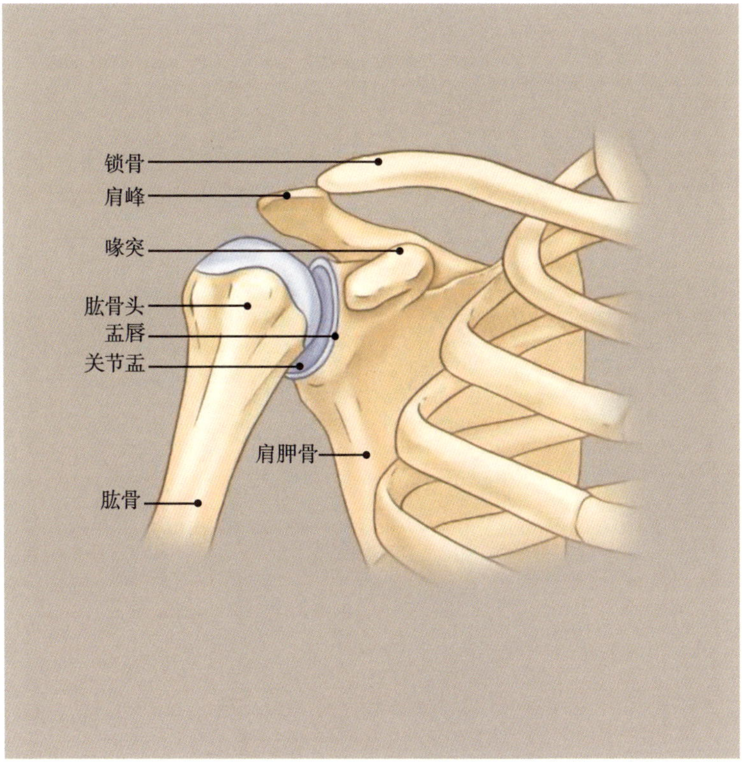

图1-1　构成肩关节的骨结构

肩关节是一个球窝关节，允许多轴向地运动，包括屈曲、伸直、外旋、内旋和上举。这种多轴向运动性使得肩关节成为人体中最灵活的关节之一。

肩关节作为典型的复合机关，主要包括盂肱关节、肩锁关节、胸锁关节、肩胛胸廓关节等（图1-2）。

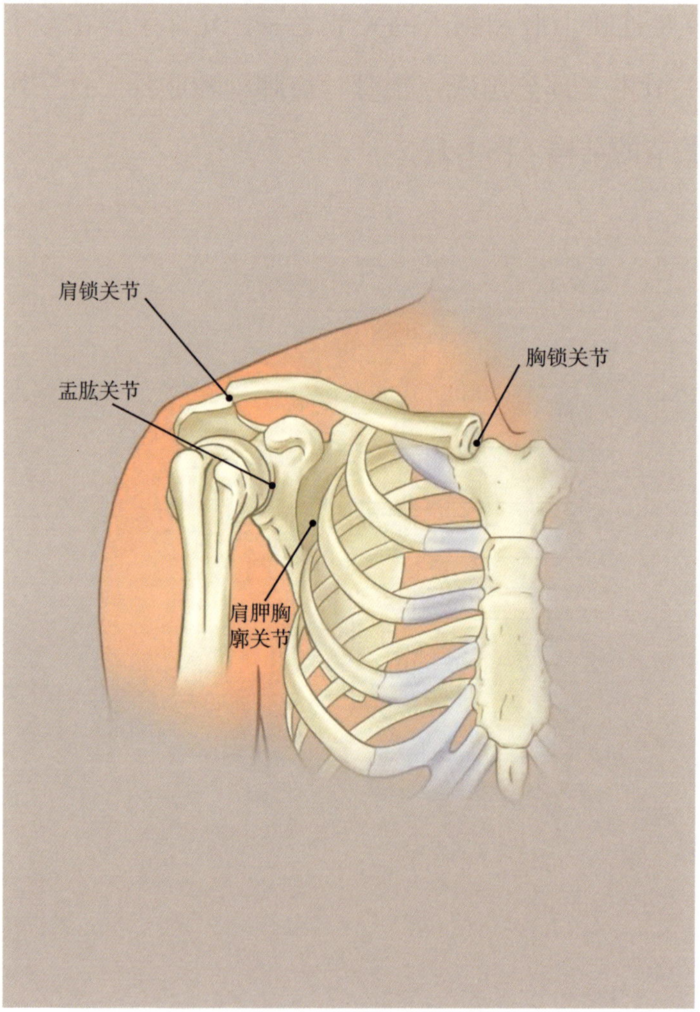

图1-2　构成肩关节复合结构的关节

1. 盂肱关节

盂肱关节即狭义的肩关节，由肩胛骨的关节盂和肱骨头构成，属于球窝关节，主要位于肩胛骨与肱骨头之间的盂臼之间（图1-3）。盂唇是一个软骨盘，位于关节盂边缘，起加深关节盂作用，其形成密闭的负压像一个吸盘，将肱骨头固定于关节盂，使肩关节活动度大而不易脱位。因为肱骨头较大、呈球形，关节盂浅而小，仅包绕肱骨头的1/3，关节囊薄而松弛，所以肩关节是人体内运动范围最大且最灵活的关节，可做前屈、后伸、内收、外展、内旋、外旋和环转等运动。肩关节的这个结构特点虽然保证了灵活性，但其稳定性较其他关节差，是全身大关节中结构最不稳固的关节。

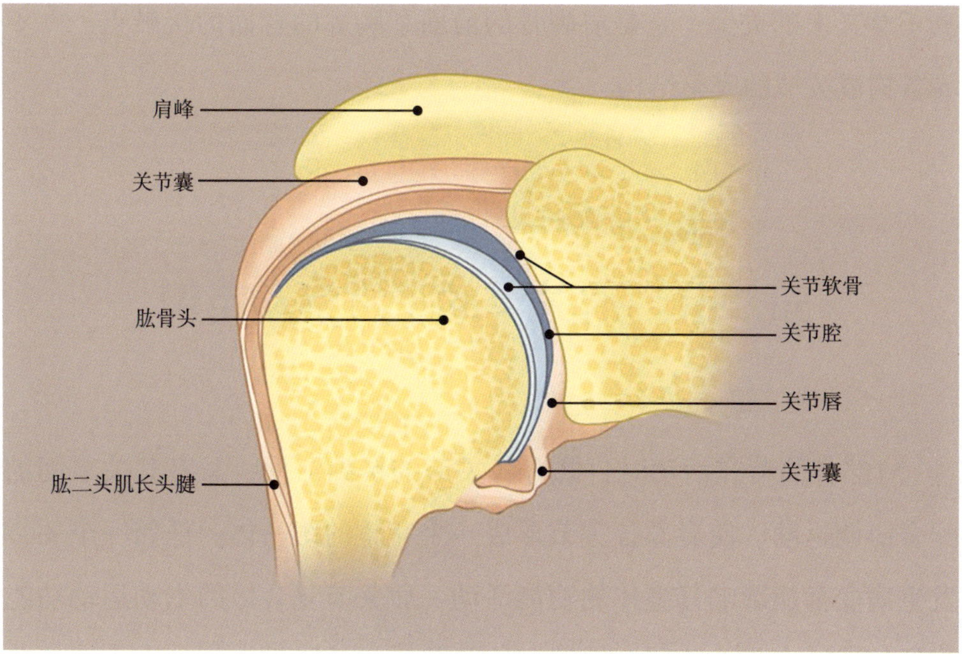

图1-3　盂肱关节

2. 肩锁关节

由锁骨远端和肩峰端构成的半关节，关节内有软骨盘。肩锁关节是人体上肢的重要关节，由肩胛骨肩峰关节面与锁骨肩峰端关节面构成。

3. 胸锁关节

由锁骨近端和胸骨构成的关节，关节内也有关节盘。胸锁关节的关节面形似鞍状，因此属于鞍状关节。

4. 肩胛胸廓关节

肩胛骨和胸壁之间的关节。严格来说，肩胛胸廓关节并不是一个真正意义上的关节，它是肩胛骨的前面和胸廓的背面的接触点，并不具备构成关节的完整结构。

第二节　肩关节的正常活动范围

肩部各关节在活动时，既有各关节的单独活动，又有其关节间的配合协调运动，使肩部各关节形成一个完整的统一体。任何一个关节发生病变都能影响其整体的功能活动。肩关节复合体的主动运动功能包括外展、内收、前屈、后伸、外展前屈、外展后伸等，正常肩关节活动范围如下（图1-4）。

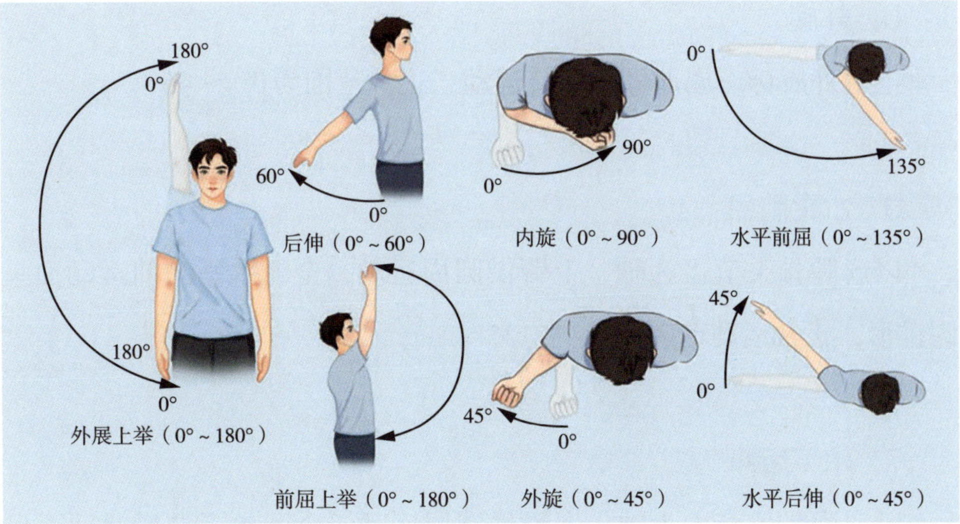

图 1-4　肩关节正常活动范围

1. 外展上举

上臂离开躯体侧方向外抬举，正常范围为0°～180°。

2. 后伸

上臂向躯体后方伸出并抬举，正常范围为0°～60°。

3. 前屈上举

上臂向躯体前方伸出并抬举，正常范围为0°～180°。

4. 内旋

上臂外展0°，屈肘做内旋转运动，正常范围为0°～90°。

5. 外旋

上臂外展0°，屈肘做外旋转运动，正常范围为0° ～ 45°。

6. 水平前屈

以肩胛骨关节盂为轴，上臂做圆周运动，全臂水平向前运动面呈圆锥形，正常运动范围为0° ～ 135°。

7. 水平后伸

以肩胛骨关节盂为轴，上臂做圆周运动，全臂水平向后运动面呈圆锥形，正常运动范围为0° ～ 45°。

第二章

常见肩关节疾病

第一节　肩峰撞击综合征

肩峰撞击综合征（肩峰下撞击综合征）也被称为肩峰冲撞症或肩袖撞击症，是一种与肩部结构有关的疾病。肩峰下间隙又称冈上肌出口或肱骨上间隙，上缘是喙肩弓，由肩峰的下缘、喙肩韧带和喙突组成，下缘包括肱骨大结节和肱骨头上部，位于肩峰下间隙中的是冈上肌肌腱、肱二头肌长头腱、肩峰下滑囊和盂肱关节囊的上部（图2-1）。肩峰撞击综合征是肩部前屈、外展时，肱骨大结节与喙肩弓反复撞击，导致肩峰下滑囊炎症、肩袖组织退变甚至撕裂，引起肩部疼痛和功能障碍的临床综合征，患者以慢性肩关节疼痛和活动障碍为主要临床表现，可出现肩峰下滑囊炎、冈上肌炎或钙化、肩袖损伤和肱二头肌长头肌腱炎。肩峰撞击综合征是肩关节的常见疾病之一，该病在以肩关节疼痛为主诉的全部门诊患者中占44%～65%。肩峰撞击综合征的发生被认为与肩峰的形态、肩峰下骨赘、肩峰下表面与关节盂的夹角、肩峰下间隙减小、内容物体积增大等因素有关。

肩峰撞击综合征是慢性肩关节疼痛和不稳定的常见原因，肩峰下空间宽度的减小在该病的发生和发展过程中起着重要的作用。在肩峰撞击综合征中，由于肩峰下间隙的空间变窄，肩袖的结构可能受到压迫和摩擦。这通常发生在举起手臂时，尤其是在高举手臂或将手臂向侧面抬起时。这种摩擦和冲撞可能导致肌肉和肌腱的炎症，引起疼痛和不适。因此，该病典型的疼痛症状发生在抬臂过头时，临床上也常

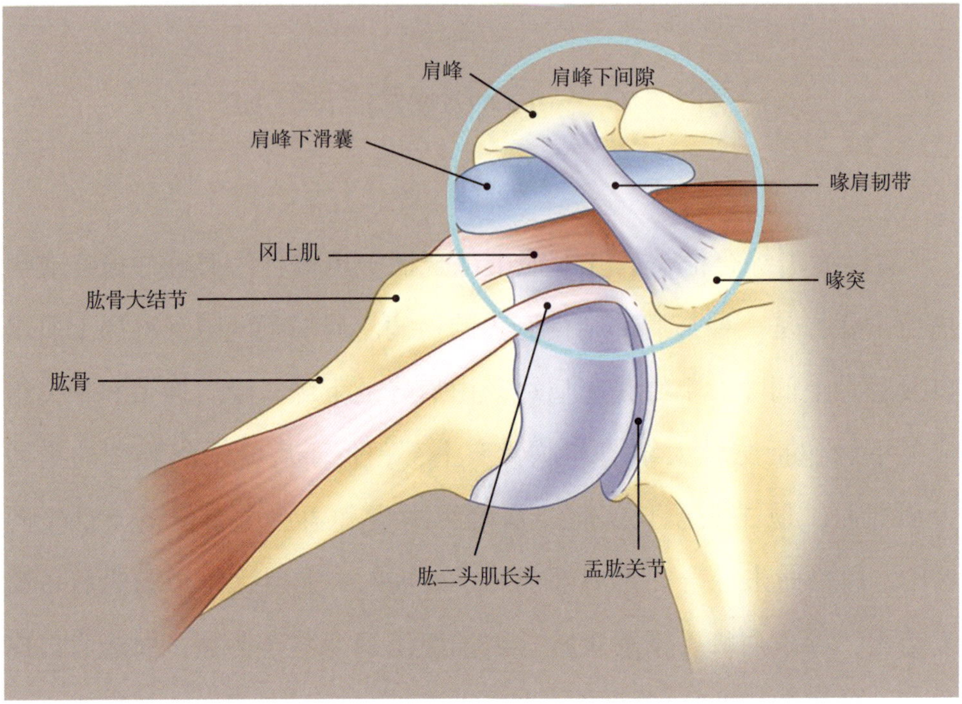

图2-1　肩峰结构

用抬肩的动作来检查患者。尸体标本的生物力学研究表明，当臂外展60°～120°时，肩峰下空间宽度的减小最明显。

肩峰天生的形态有三类。第一类是平坦型肩峰，约占18.4%，这种肩峰的厚度约为8mm。第二类是弧形肩峰，约占52.6%，肩峰的厚度为8～12mm。第三类是钩状肩峰，约占29.0%，肩峰的厚度在12mm以上（图2-2）。而弧形肩峰和钩状肩峰比较容易发生肩关节撞击综合征，其中钩状肩峰撞击综合征的发病率最高。

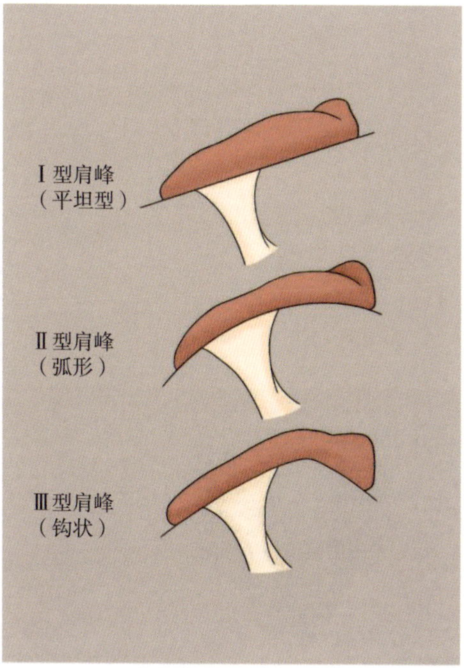

图2-2 肩峰的三种形态

一、肩峰撞击综合征的常见原因有哪些

1. 肌肉不平衡

肩部周围肌肉（图2-3）的不平衡可以导致肩峰下方的空间变窄，增加了撞击的可能性。

2. 过度使用或重复性动作

长期从事需要高举手臂或侧向抬臂的活动（图2-4），如举重或某些运动项目，可能增加肩峰撞击综合征的风险。

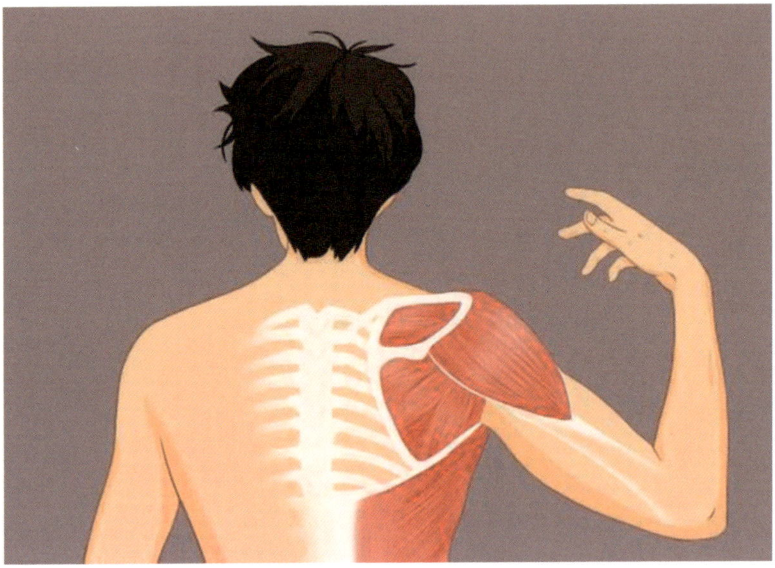

图2-3　肩部肌肉（背部）

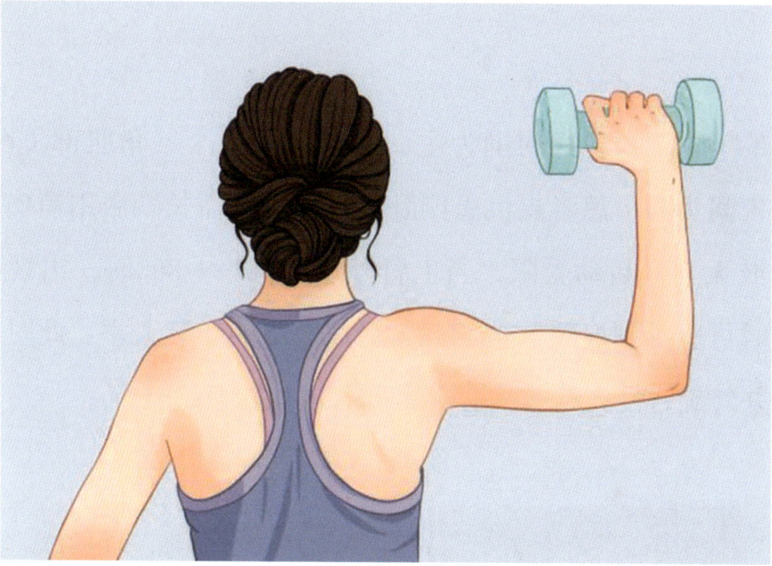

图2-4 举哑铃

3. 骨形态异常

一些人可能天生具有肩峰形态或其他骨骼结构异常，增加了肩峰撞击的可能性，如弧形肩峰和钩状肩峰（见上文“肩峰天生的形态类型”段落所述）。

二、肩峰撞击综合征有哪些表现

1. 症状

肩部疼痛，以肩峰周围为主，有时涉及整个三角肌部（图2-5）。疼痛以夜间为甚，患者畏惧患侧卧位，严重者需长期服用镇痛药。其次是患肢无力，活动受限，当上臂外展到60° ～ 80°时，出现明显疼痛，有时可感觉到肩关节被“物”卡住而不能继续上举。此时需将上肢内收并外旋，使大结节从肩峰后部通过才能继续上举。

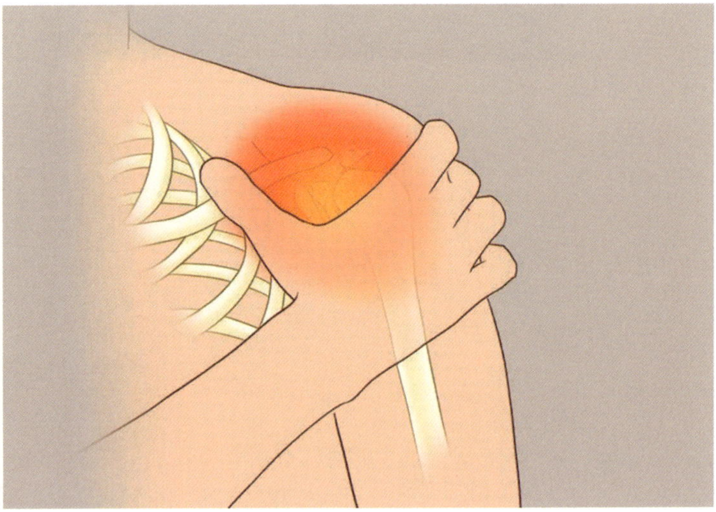

图2-5　肩峰撞击综合征疼痛部位

2. 体征

（1）压痛部位主要在肩峰前下至肱骨大结节这一区域内。

（2）肩关节被动活动时，可闻及明显的碎裂声或捻发音。

（3）肩关节主动外展活动时有60° ～ 120°的疼痛弧，即开始外展时无疼痛，达60°时开始疼痛，超越120°时疼痛又消失；而被动活动时疼痛明显减轻，甚至完全不痛（图2-6）。

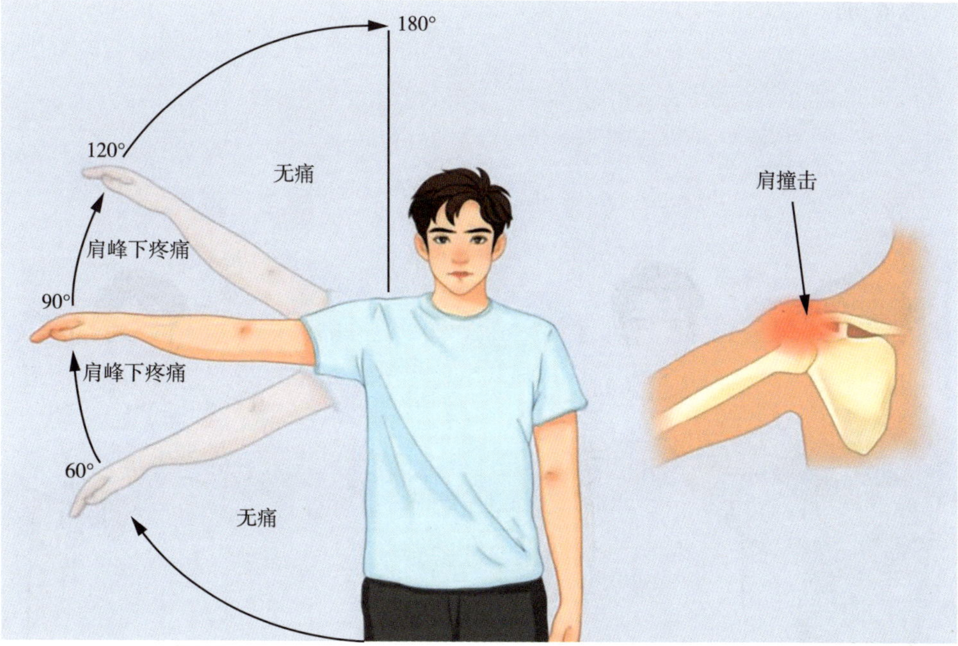

图2-6　肩峰撞击综合征患者肩关节疼痛范围

（4）病程长者肩关节活动受限，主要表现为外展、外旋和后伸受限。

（5）肩部撞击试验阳性。检查时，患者取坐位，检查者位于背后，一手扶住患者肩部，稳定肩胛骨，另一手托住患肢肘部，将患者上肢向前上方快速推动，使肱骨大结节与肩峰撞击（图2-7），可产生疼痛。然后用1%普鲁卡因10ml做肩峰下间隙内封闭，重复上述检查，疼痛消失者为撞击试验阳性。此症为本病所特有，有助于与肩部其他疾患鉴别。

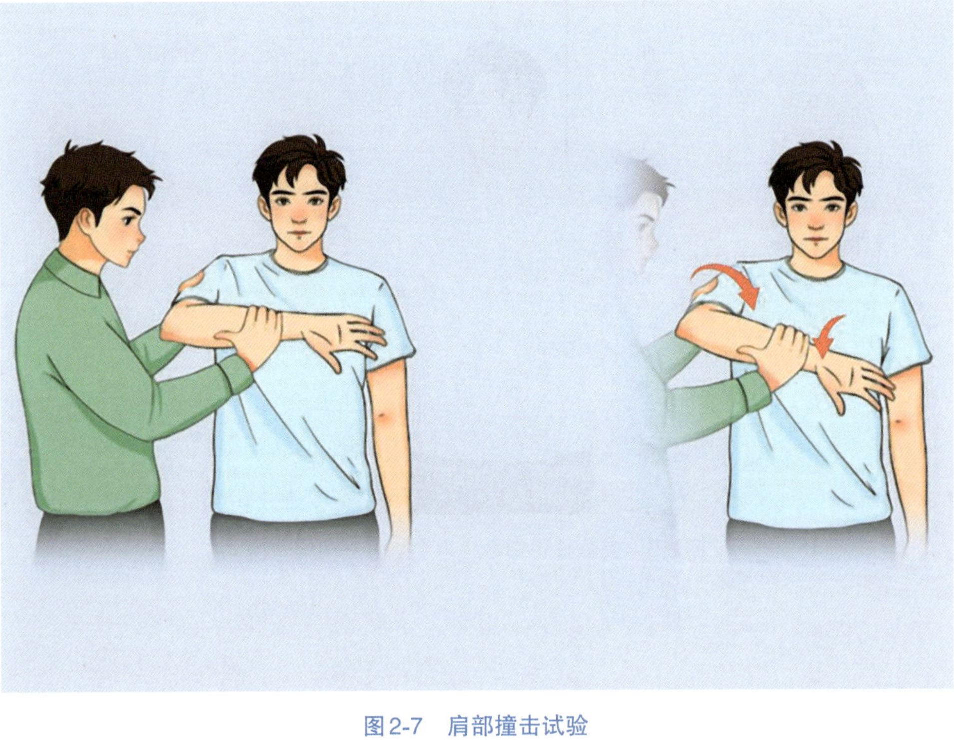

图2-7　肩部撞击试验

3. 诊断方法

判断肩峰撞击综合征有几种方法，具体如下。

（1）临床症状：如果患者在肩外展或是肩上抬的过程中出现肩部疼痛、撞击响声，就属于肩峰撞击综合征的表现。

（2）影像学特征：例如，肩峰撞击综合征患者的肩关节X线片可见在肱骨最近端与肩峰处出现硬化带，这是由于肱骨头长期受到肩峰撞击，从而引起局部硬化（图2-8）。另外，肩峰撞击综合征也可以通过MRI特征进行判断。有一些患者在MRI上可以表现出肩峰端囊肿（图2-9）。在经常撞击的情况下产生囊肿是对局部软组织的一种保护，所以肩峰产生囊肿是肩峰撞击综合征的一种表现。

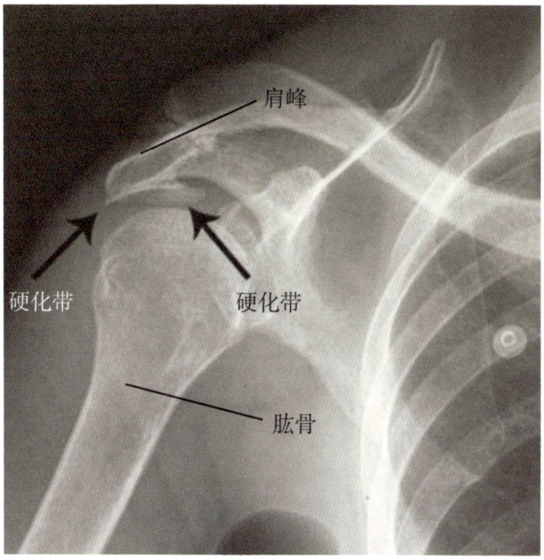

图2-8　肩峰撞击综合征X线特征

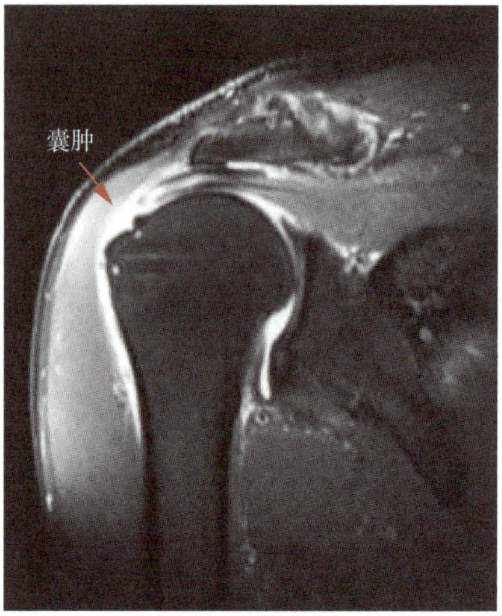

图2-9　肩峰撞击综合征MRI特征

三、如何预防肩峰撞击综合征

一旦发生肩峰撞击综合征，首先要查明原因。如果是工作中的活动引起的，或者是运动引起的，一定要定期做肌筋膜放松、拉伸和加强运动，以避免肩袖受到重复刺激。如果是电脑办公族，需要使用符合人体工学的椅子，以使骨关节获得更好的支撑，或者使用站立式办公桌，以帮助减轻上斜方肌的压力。可以使用颈部、肩部按摩器等按摩工具帮助保持上斜方肌放松，有助于避免肩峰撞击。

锻炼的时候不要做过多收缩胸小肌的练习，力量训练引起的肌群炎症或刺激会引起肩部撞击，平时需要进行增强背部力量的锻炼。

第二节　肩袖损伤

肩袖损伤是指肩部的肩袖结构遭受损害或损伤。肩袖是由附着在肱骨头上的4组肌腱（即肩胛下肌肌腱、冈上肌肌腱、冈下肌肌腱、小圆肌肌腱）组成的鞘状结构。这些肌腱连接到肩胛骨，包绕盂肱关节、肱骨头、关节囊，形成近似连续的袖状结构（图2-10），负责协调并稳定肩关节的运动。

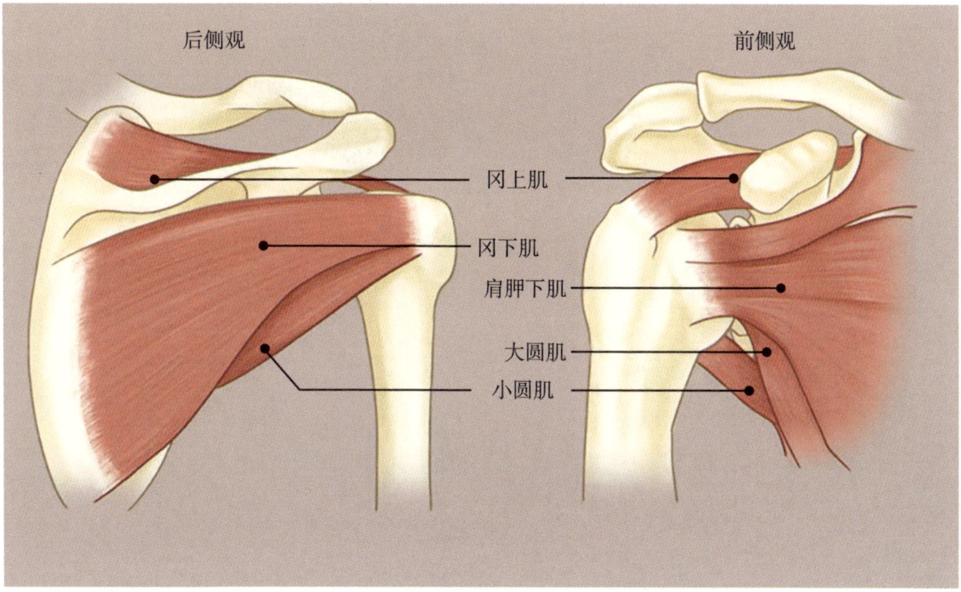

图2-10　肩袖肌群

一、肩袖损伤的类型有哪些

1. 肩袖肌腱炎症

肩袖出现肌腱炎症，不进行治疗是难以自愈的。肩袖肌腱炎形成之后，会形成炎性的水肿，如果不进行治疗，继续活动会导致这个位置进一步受到刺激，导致炎症水肿进一步加重（图2-11）。

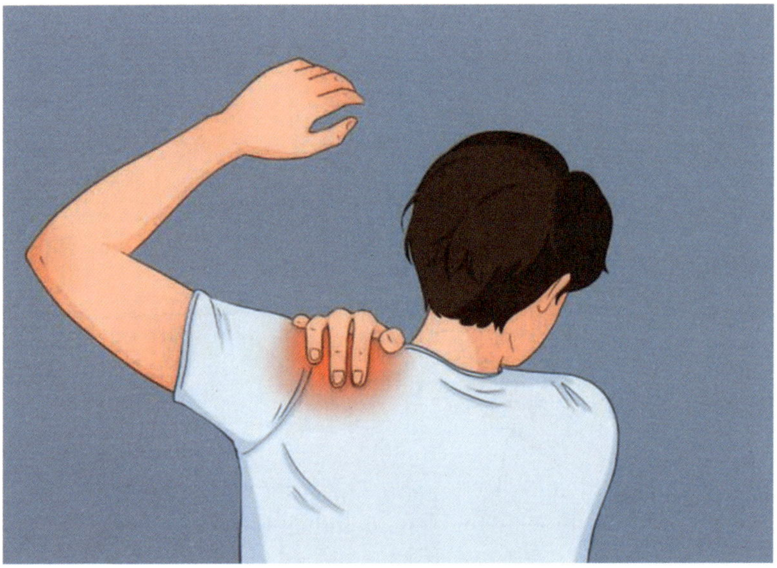

图2-11　肩袖肌腱炎症

2. 肩袖肌腱撕裂

肩肌腱撕裂一般是指肩袖肌腱撕裂，如冈上肌肌腱撕裂（图2-12）。肩袖肌腱撕裂是中老年人群肩痛的常见原因，常表现为肩关节疼痛，夜间疼痛尤为明显，不能侧卧位，肩关节的主动活动范围变小，力量减弱。

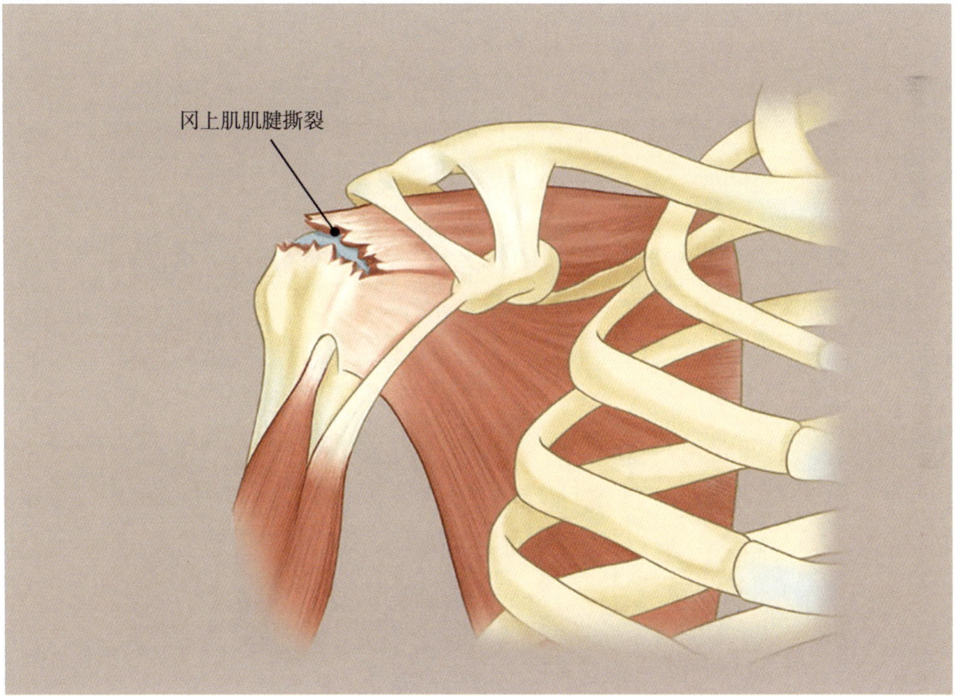

图2-12　冈上肌肌腱撕裂

二、肩袖损伤怎么分级

1. Neer分级系统

Neer系统将肩袖损伤分为3个病理等级。1级为肌腱炎，多发生于冈上肌肌腱，表现为肌腱水肿伴有出血；2级为肌腱退变和纤维化，冈上肌肌腱已经发生明显的纤维化；3级为肩袖完全撕裂，冈上肌肌腱严重撕裂，甚至完全撕裂（图2-13）。

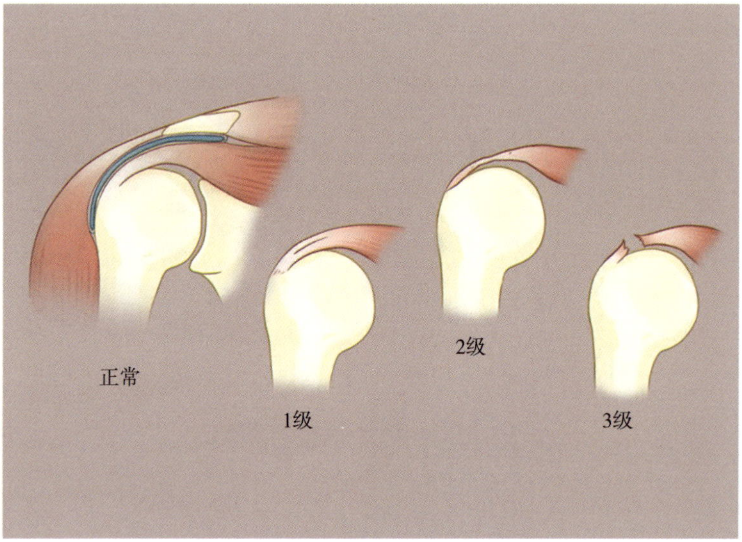

图2-13　肩袖损伤的Neer分级

2. Ellman分级系统

Ellman系统分别从部位、分级和缺损面积三个方面描述了肩袖部分撕裂（滑膜面侧关节面侧）和全层撕裂。肩袖部分撕裂的Ellman分型按部位分为关节侧撕裂、滑膜侧撕裂、层间撕裂，按级别分为1级深度（＜3mm）、2级深度（3～6mm）、3级深度（＞6mm），缺损面积为撕裂基底×最大回缩长度（单位：mm）。肩袖全层撕裂的Ellman分型按部位分为冈上肌、冈下肌、小圆肌、肩胛下肌，按级别分为1级小撕裂（＜2cm）、2级大撕裂（2～4cm）、3级巨大撕裂（＞4cm）、4级肩袖撕裂性关节，缺损面积计算方式与部分撕裂相同（图2-14）。

3. Bateman分级系统

Bateman系统在全层肩袖撕裂断端清理后，根据撕裂的直径将肩袖损伤分为4种类型。撕裂直径＜1cm为1型；撕裂直径1～3cm为2型；撕裂直径＞3cm为3型；全层肩袖撕裂范围广，往往很少发现残留肌腱，甚至无残留肌腱，则为4型。

4. Patte分级系统

Patte系统将肩袖损伤分为4型。1型：在矢状位上测量部分肩袖撕裂或者全层撕裂的骨脱离直径＜1cm，包括较深部分的肩袖撕裂、表面撕裂的肩袖撕裂和较小的全层撕裂的肩袖撕裂；2型：累及冈上肌腱的全层肩袖撕裂；3型：累及≥2个肌腱的全层肩袖撕裂；4型：全层肩袖严重损伤并伴有骨关节改变，如骨关节炎等。

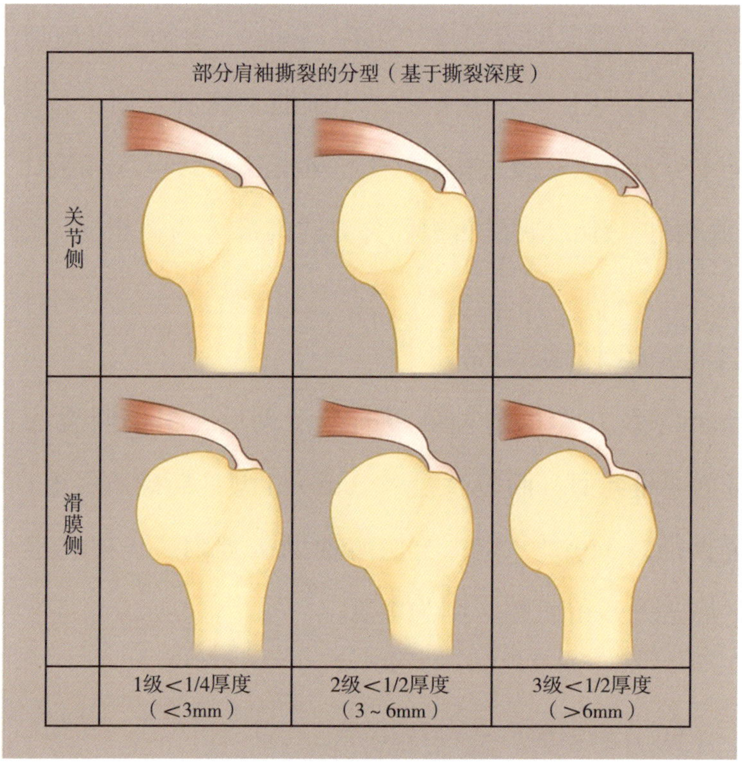

图2-14　肩袖损伤的Ellman分级

5. 根据肌腱撕裂回缩情况分级

根据断裂肌腱的回缩程度将肩袖损伤分为3级：肌腱断端轻微回缩为1级；肌腱断端回缩至足印区内侧，但尚未到关节盂水平为2级；肌腱断端回缩至关节盂水平为3级（图2-15）。

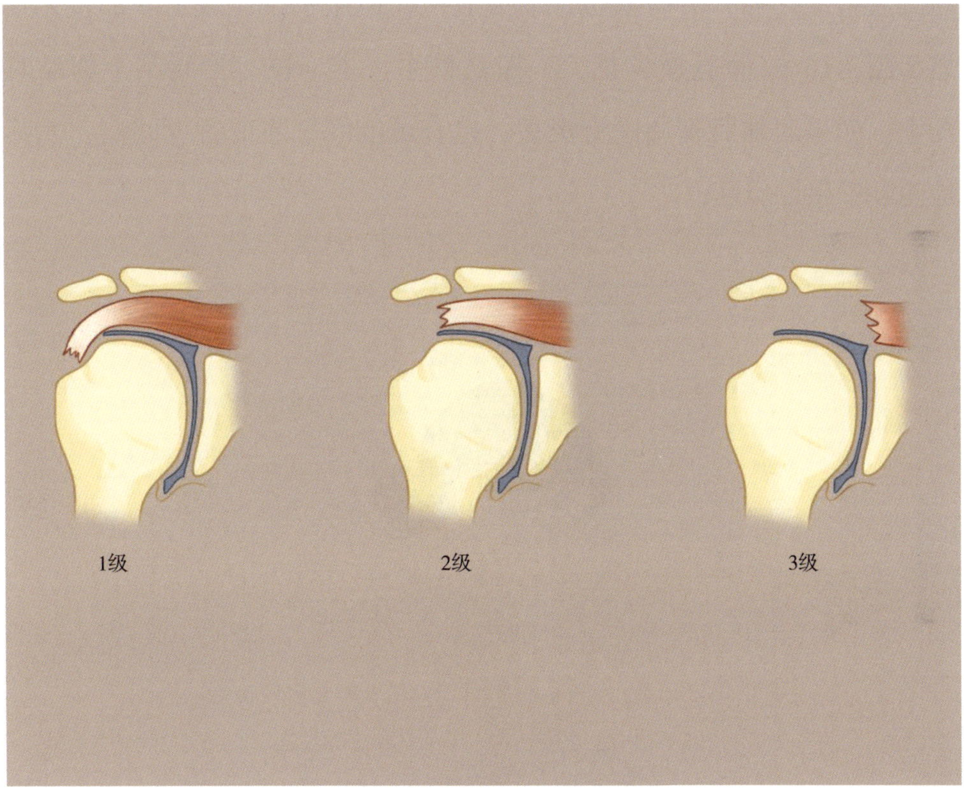

图2-15　肩袖断裂肌腱回缩程度分级

三、肩袖损伤的临床症状有哪些

1. 疼痛

肩袖损伤的患者通常会感到肩部和上颈靠近肩关节的部位的前、外侧放射性疼痛，有时候也往后方放射，但用手按压放射痛部位无感觉（图2-16）。静息痛少见，一般是伸手、推、拉、抬起某个物品时发生。如果肩袖肌腱周围有炎症，也有可能静息痛或者夜间痛，尤其是侧卧于患侧肩膀时。

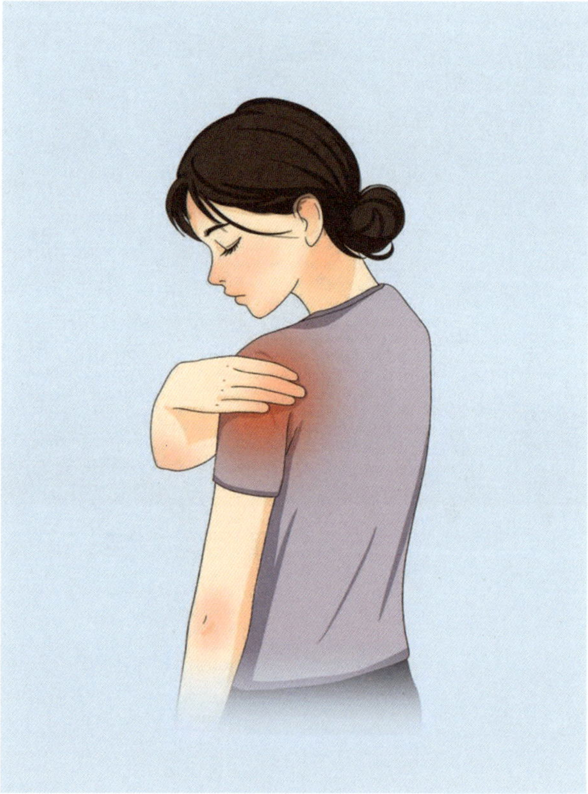

图2-16　肩袖损伤疼痛部位

2. 力弱或者失力

最典型的是肩关节外展发力不行，不是无力感，而是用力没有着力感。力弱一般是部分撕裂，失力一般是完全断裂。例如，坐着的时候伸手去拿身体一侧跟肩关节同等高度的物体，只能拿起一点点或者干脆拿不动。如果撕裂程度较重，也会表现为无力，上举旋转各角度都会无力（图2-17）。

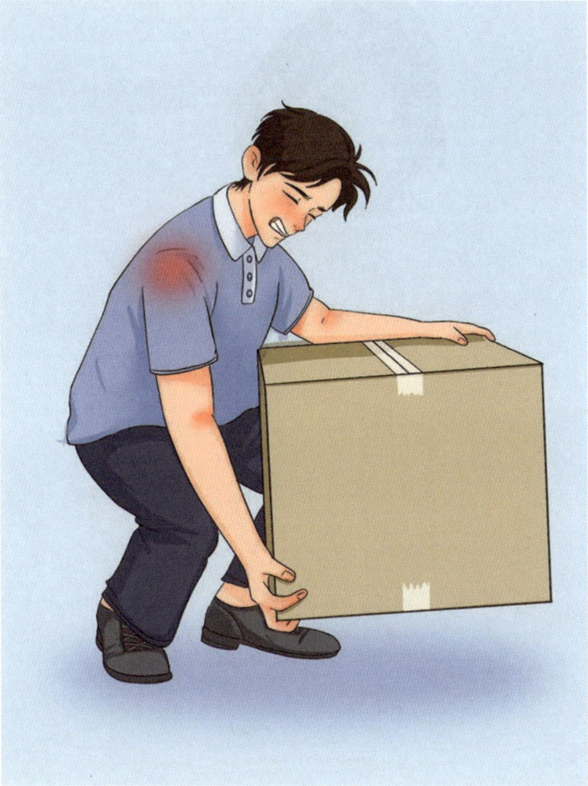

图2-17　肩袖损伤肩关节无力

3. 主动活动受限

肩袖损伤往往会导致上肢活动受限，一般是上举无力（图2-18）。肩袖损伤的关节活动受限是肩袖肌群损伤失力造成的，如果是别人帮助抬起，就可以继续往上抬。这一点跟肩周炎（俗称冻结肩）不同，后者是肩关节粘连，别人帮助也抬不起来。

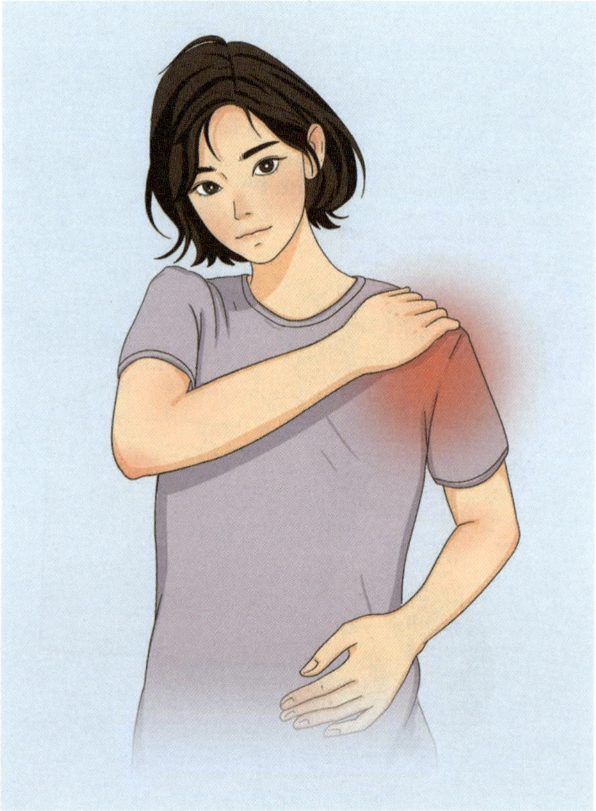

图2-18　肩袖损伤抬臂受限

四、如何诊断肩袖损伤

肩袖损伤一般通过临床症状，以及X线检查、MRI影像学检查等进行诊断。

1. 临床症状

肩袖损伤通常是由于受到外伤或退行性病变，引起肩部疼痛，随着时间推移，疼痛会越来越剧烈，伴有肩关节部位肿胀或者肩关节活动受限等症状。

2. X线检查

肩袖损伤可以到医院做X线检查（图2-19）。X线检查能够初步判断是否存在巨大肩袖损伤，还可以排除局部骨折。

3. 超声检查

这种检查利用声波来产生体内结构的图像，特别是肌肉和肌腱等软组织（图2-20）。超声检查允许动态测试，可以多角度、动态地评估肩膀的结构；还可以快速地对受影响的肩关节和健康的肩关节进行比较。

4. MRI检查

通过MRI检查能够观察肩关节损伤的部位和严重程度，还可以排查其他损伤（图2-21）。

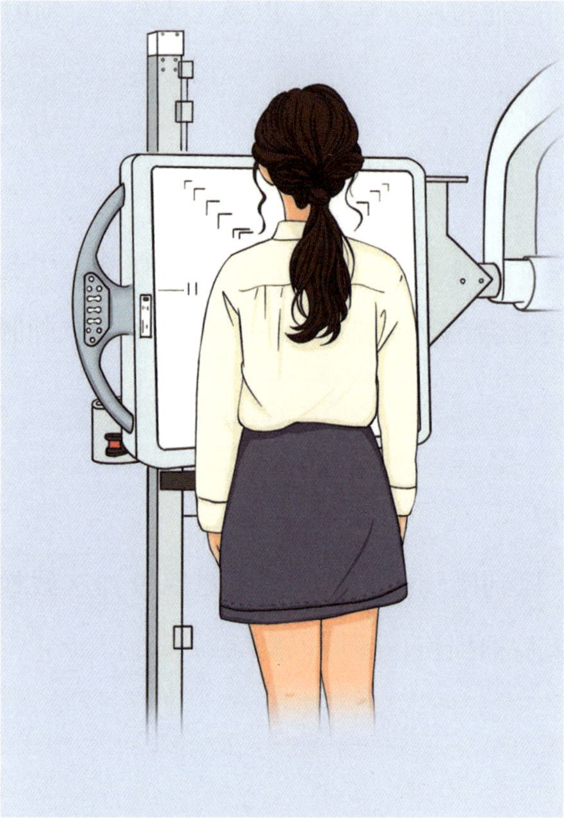

图2-19 肩部X线检查

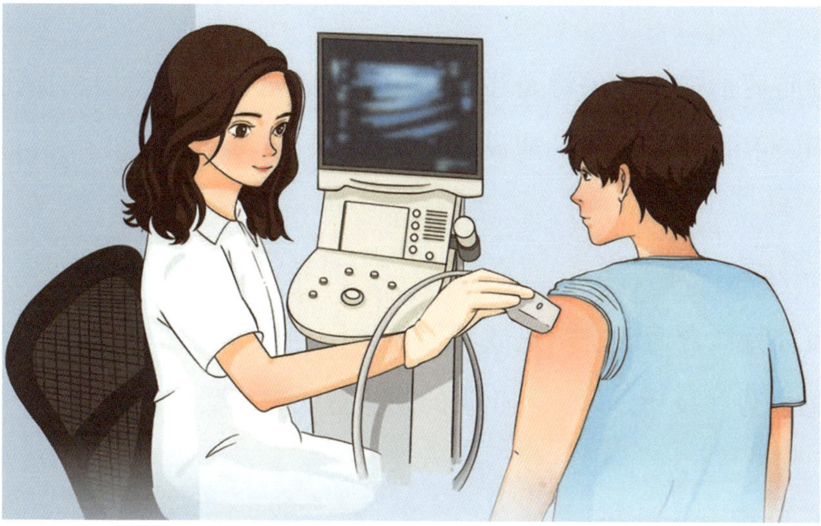

图2-20　肩部超声检查

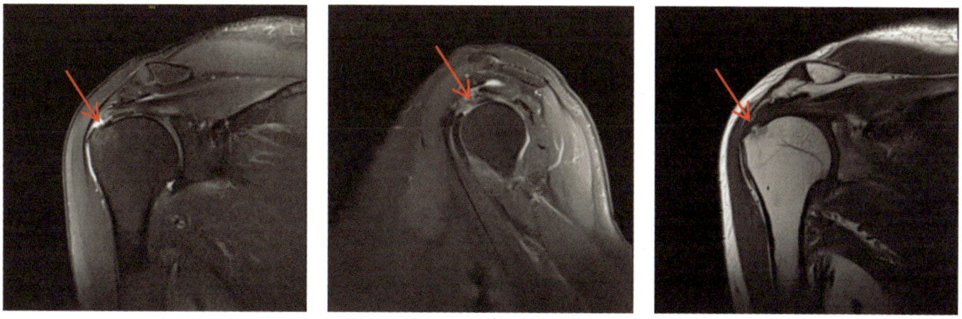

（a）　（b）　（c）

图2-21　肩袖损伤MRI特征（箭头所示为损伤部位）

五、如何预防肩袖损伤

预防肩袖损伤的关键是注意保护肩部，避免过度使用和损伤。以下是几点预防肩袖损伤的建议。

1. 练习正确姿势

在进行体育运动、举重或其他需要用到肩部的活动时，确保使用正确的姿势和技巧，以免不正确的动作造成肩部受伤。

2. 加强肩部肌肉

通过锻炼来增强肩部周围的肌肉，特别是肩胛骨周围的肌肉。这可以提高肩部的稳定性和支撑能力，减少受伤风险。

3. 逐渐增加运动强度

避免突然增加运动强度或频率，应该逐渐增加运动量，给肩部足够的时间适应和恢复。

4. 定期休息

肩部也需要充分的休息来修复肌肉以使其保持功能，不要长时间连续做相同的动作或负重。

5. 避免过度使用

避免长时间举重或做需要频繁使用肩部的工作，避免过度疲劳和损伤。

6. 保持适当体重

过重会增加肩部负担，肌肉容易受伤，保持适当的体重有助于减轻肩部的压力。

7. 及时治疗

如果出现肩部不适或疼痛，应及时就医并接受治疗，避免问题恶化。

第三节　肩袖钙化性肌腱炎

肩袖钙化性肌腱炎是一种与肩袖肌腱有关的疾病，是肩袖肌腱中的钙盐沉积引起的炎症和疼痛。这种病症通常发生在肩袖的冈上肌区域（图2-22）。

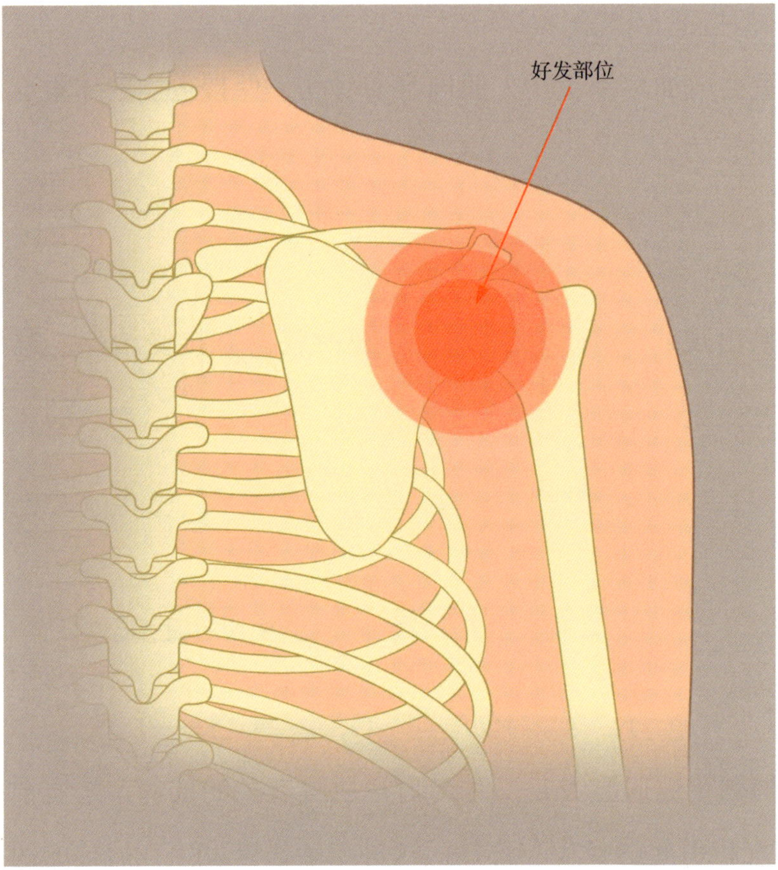

图2-22　肩袖钙化性肌腱炎好发部位

一、肩袖钙化性肌腱炎是怎么发生的

在肩袖的肌腱中，钙盐沉积形成小的硬结（图2-23），即为肩袖钙化性肌腱炎。肩袖钙化性肌腱炎最常见于肩关节的肩袖肌腱，多见于30～50岁的运动人群，糖尿病患者的发病率较高。钙盐沉积可能引起周围组织的炎症反应，导致疼痛和不适。患者通常经历肩部疼痛，特别是在尝试抬高手臂或进行肩关节运动时。疼痛的程度可以从轻微到严重不等。由于疼痛和炎症，肩关节的正常运动范围可能受到限制，患者可能感到肩部僵硬。肩袖钙化性肌腱炎疼痛出现1～4周

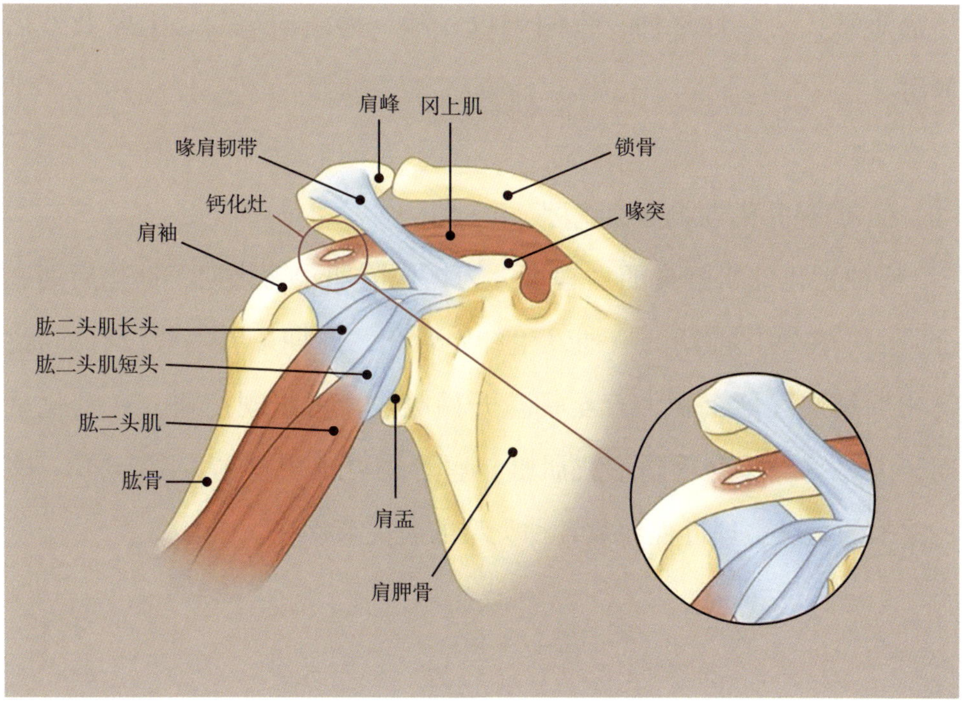

图2-23 肩袖钙化性肌腱炎钙化灶

后大多可缓解，还有些肩袖钙化性肌腱炎并不会引起症状。虽然肩袖钙化性肌腱炎的病因学与发病机制尚不完全清楚，但研究表明其发生可能与肩袖退行性改变、局部血管供应不足、代谢紊乱及细胞调节机制的异常等因素有关。该病通常由轻微外伤和过劳诱发，临床症状为肩部剧烈疼痛和肩关节活动受限，针刺封闭治疗等保守治疗无明显疗效，症状持续会超过3个月。

二、肩袖钙化性肌腱炎有哪些特点和病程阶段

1. 肩袖钙化性肌腱炎特点

肩袖肌腱中的钙盐可能沉积，形成硬结，导致疼痛和不适。肩部疼痛难忍，灼热性疼痛，夜间难以入睡，疼痛向肩后、上臂及颈后放射。

2. 肩袖钙化性肌腱炎病程

肩袖钙化性肌腱炎的病程可分为钙化前期、钙化期、钙化后期三个阶段。在钙化前期，肩袖发生纤维骨化，此期患者一般没有症状；钙化期钙质逐渐沉积，直至钙盐开始吸收，可出现疼痛；在钙化后期，肉芽组织转变重建形成肌腱，患者也可出现疼痛（图2-24）。这一系列的病理生理过程导致各种类型的肩关节疼痛。

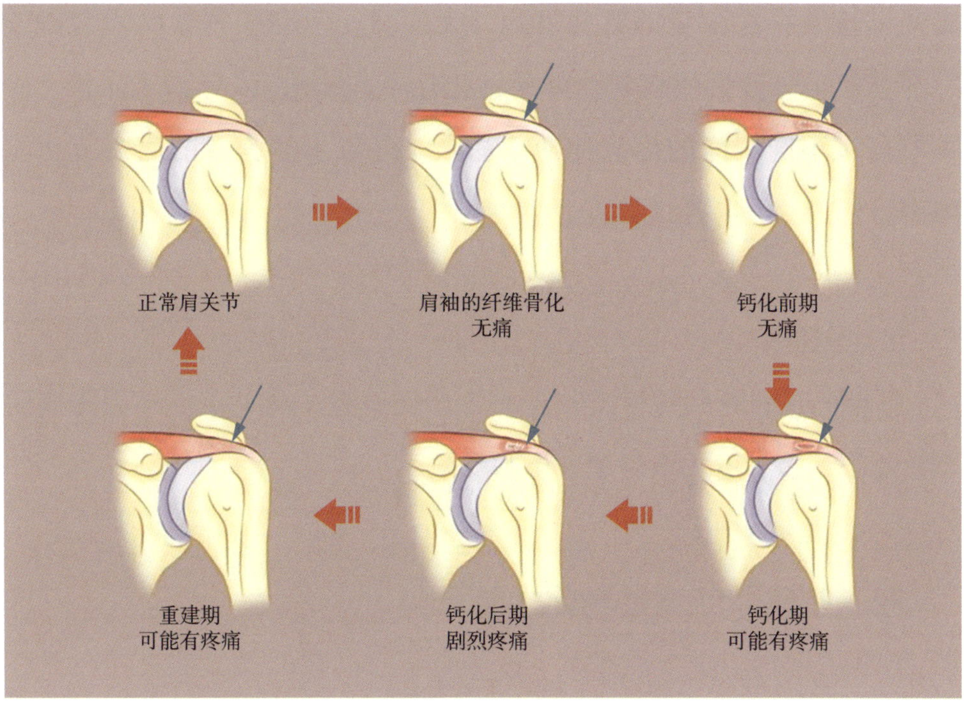

图2-24　肩袖钙化性肌腱炎发展过程（箭头所示为钙化灶）

三、肩袖钙化性肌腱炎的临床症状有哪些

肩袖钙化性肌腱炎分为急性期和慢性期，不同时期症状有所不同，具体如下。

1. 急性期

表现为无诱因、轻微外伤、过劳后出现肩关节剧烈疼痛、活动受限，多数患者疼痛较剧烈，夜间影响睡眠。通常急性严重的肩关节疼痛发作之后，患者的疼痛症状及钙化灶会在数周后自行消失，少数患者局部持续存在少量的钙盐沉积，无症状。但有些钙盐沉积会持续存在多年，导致慢性症状。如果钙化灶＞1.5cm，多有临床症状，肩关节可有不同程度的疼痛伴活动受限，导致不同程度的肩关节功能障碍。

2. 慢性期

患者可有间断的急性发作伴有疼痛缓解期。肩关节活动因疼痛而严重受限，多为肩关节外展、上举受限。

四、如何诊断肩袖钙化性肌腱炎

肩袖钙化性肌腱炎一般通过X线检查确诊。其X线征象为肩部散在高密度钙化影，边缘清晰，界限清楚（图2-25），同时排除肿瘤病变。

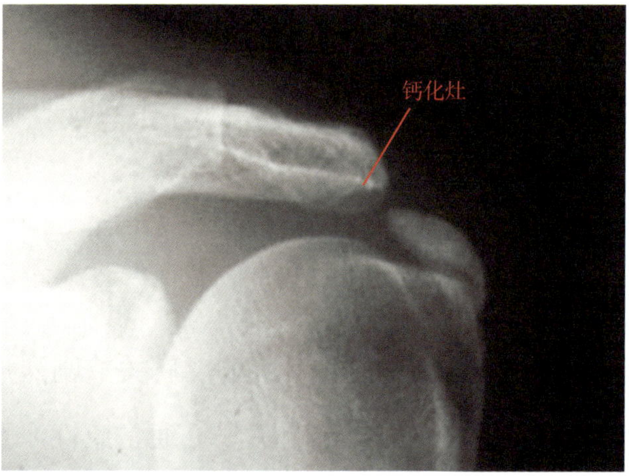

图2-25 肩袖钙化性肌腱炎X线征象

五、如何预防肩袖钙化性肌腱炎

1. 适当休息

避免长时间重复性使用肌肉或肌腱，如果从事需要重复性动作的工作或运动，应该定期休息并给肌腱恢复的时间。

2. 温和活动

在进行体育运动或其他活动时，避免突然剧烈的运动，应该逐渐热身和冷却，避免对肌腱造成额外压力。

3. 均衡饮食

保持均衡营养饮食，摄入足够的钙、维生素D等对肌腱健康有益的营养物质。

4. 适当锻炼和加强肩部肌肉

通过适当的锻炼来加强肩部肌肉，特别是围绕肌腱的肌肉，增加肌肉的稳定性和支撑能力，减少肌腱受伤的风险。

第四节 肩关节盂唇损伤

肩关节盂唇是一种纤维结构，紧密地附着在关节窝的边缘，作用是增加关节窝和肱骨头之间的接触面积。盂唇向前附着于肱二头肌止点的上方。另外，约50%的肌纤维起于关节盂的盂上结节。肱二头肌的肌纤维和盂唇前部向后汇合形成关节周围的纤维束，组成大部分的盂唇。前上部的盂唇纤维多连于中盂肱韧带和下盂肱韧带，而不是直接与关节盂相连。盂唇的内表面被滑膜覆盖；外表面与关节囊相连，并止于肩胛骨的骨膜。关节囊在形成盂唇的一层软骨表面上起着加深和扩大关节囊的作用，使关节囊变得更稳定。盂唇的形状会随着肱骨头的旋转进行调整，使二者相互适应，从而提高关节窝边缘的灵活性。肩关节盂唇损伤是指盂唇受到损伤或撕裂的状况，其可能在肩关节脱位或其他暴力作用下发生，使盂唇关节从盂唇上撕裂。肩关节上盂唇前后部损伤（superior labrum anterior and posterior lesions，SLAP）是盂唇损伤的一种常见类型，为上盂唇自前至后的损伤，常累及肱二头肌长头腱附着区。损伤部位位于盂唇的10点至12点区域。

一、肩关节盂唇损伤是怎样发生的

1985年，Andrew描述了在一些运动员的肩关节中发现的肩关节前上盂唇的损伤，但损伤并不向后方延伸。1990年，Snyder等描述了肩盂上方盂唇由后方开始的损伤，这种损伤向前方延伸至肩盂前部凹陷的上方。他们将这种损伤命名为SLAP损伤。引起SLAP损伤的原因包括肱二头肌肌腱受到外力影响、盂肱关节不稳定等。一些急性损伤也可造成SLAP损伤。例如，对上肢突然牵拉或撞击而使肘关节从屈曲位强力伸展可造成急性SLAP损伤。另外，当肩关节处于外展和轻度前屈位、肘关节处于伸直位时突然绊倒着地，肱骨头向上方直接撞击和挤压盂唇也可造成SLAP损伤。

SLAP损伤在长期从事过头位运动的运动员（如棒球运动的投手）中较为常见。通常这种损伤是由投掷过程中肩关节处于外展外旋位时肱二头肌长头腱受到明显的牵拉或肩袖止点下表面与上盂唇间摩擦（也就是内撞击）所致。其他可能的受伤机制为关节撞击伤，常见于肩外展位、上臂伸直位摔伤，或肩部外侧受到直接外力而损伤。此时，肱骨头与上部肩盂撞击而发生损伤，所以多伴有肱骨头上方关节面的缺损及肩关节脱位或半脱位。另一种可能的受伤机制是牵拉伤，即上臂突然受到牵拉而受伤，常见于手提重物时突然滑倒或即将摔倒前突然抓住其他物体。损伤机制是肱二头肌肌腱受到突然的牵拉后自上盂唇附着点撕脱。

二、肩关节盂唇损伤有哪些类型

目前应用最广泛的是Snyder 1990年提出的分类法（图2-26）。

Ⅰ型：上盂唇磨损、退变，但上盂唇仍紧密地附着于肩盂上缘。肱二头肌肌腱附着完整。

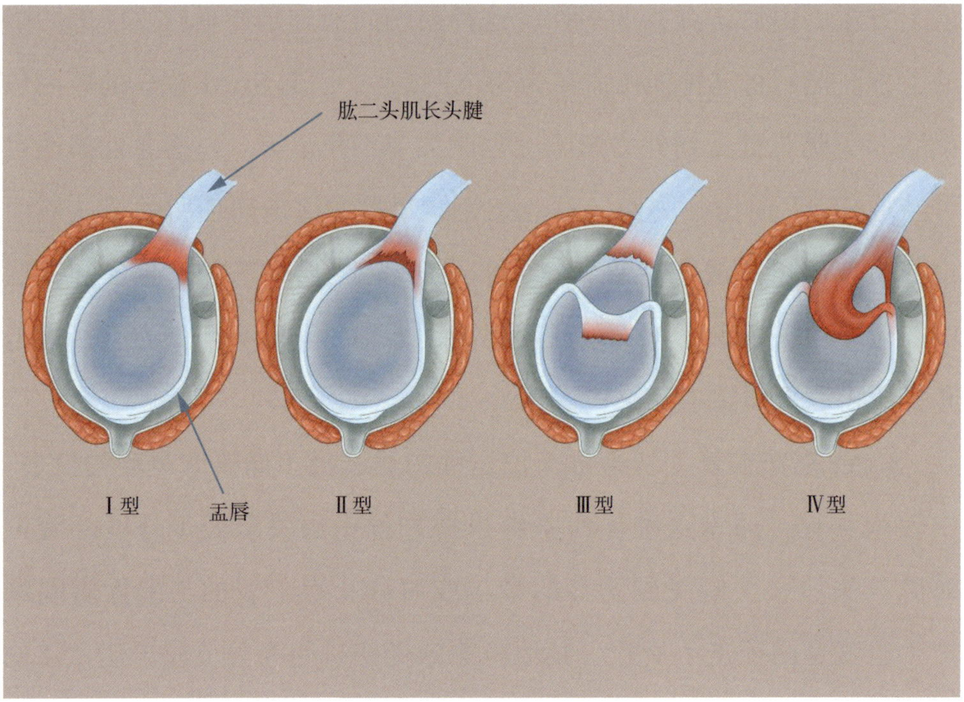

图2-26　肩关节盂唇损伤分型

Ⅱ型：上盂唇及肱二头肌肌腱附着区撕裂，自肩盂分离。如果术中发现上部盂唇完全撕脱，上方肩盂颈部骨质外露，应考虑为SLAP损伤。

Ⅲ型：上盂唇桶柄样撕裂，肱二头肌肌腱附着区完整。此型中上盂唇的游离缘呈桶柄样撕裂并可向下翻转移位至关节内。但盂唇的周边部仍牢固地附着于上部肩盂，且肱二头肌长头腱的止点保持完整。

Ⅳ型：上盂唇桶柄样撕裂且撕裂累及肱二头肌长头腱。

三、肩关节盂唇损伤的常见症状有哪些

患者主要表现为肩部疼痛，尤其是患肢处于外展外旋位时疼痛明显。另外，患者还可出现关节别卡感、绞锁、弹响、活动受限、无力等症状。如果伴有肩关节不稳定、肩袖损伤、肱二头肌肌腱损伤，还会出现相应症状。

1. 肩疼痛

肩关节盂唇损伤的最常见症状是肩疼痛。这种疼痛通常会在肩关节活动时加重，特别是在进行抬臂或旋转动作时。疼痛可能会从肩部向上臂部放射，影响日常生活和运动活动。肩疼痛的出现是因为盂唇组织受损，导致肩关节的稳定性降低，引起关节摩擦和炎症反应。

2. 肩关节不稳

另一个常见的症状是肩关节的不稳定感。肩关节不稳性的出现还可能导致肌肉的功能障碍，进一步加重肩关节症状。

3. 肩关节活动受限

盂唇损伤还会导致肩关节活动受限。患者可能会发现难以进行抬臂、旋转或伸展等肩关节的正常运动。这是因为盂唇的损伤会限制肩关节的可活动范围，导致关节的弹性和稳定性降低。因此，患者在进

行肩关节活动时会感到不适和受限。

除了上述相对常见的症状，还有其他可能的症状，例如：①肩关节发出咔嗒声。有些患者在肩关节活动时可能会听到咔嗒声或卡住的感觉。这是盂唇的损伤导致肩关节的不稳定性，使关节内部的结构发生移位或摩擦，产生咔嗒声。②肩关节肿胀和炎症。有些患者可能会出现肩关节肿胀、红肿和炎症的症状。这是盂唇损伤引起的关节炎症反应，导致关节周围组织的充血和水肿。

总之，肩关节盂唇损伤的主要症状包括肩疼痛、肩关节不稳和肩关节活动受限。这些症状的出现是盂唇组织受损导致肩关节的稳定性降低，引起关节摩擦、炎症反应和肌肉功能障碍等。除此之外，还可能出现咔嗒声、肿胀和炎症等其他症状。

四、如何诊断肩关节盂唇损伤

盂唇也被称为盂韧带，位于肱骨与肩胛骨之间。判断盂唇损伤需要根据临床症状、关节活动情况、影像学等多个方面综合判断，一旦出现损伤问题，应及时采取针对性的方法来做治疗，才能使疾病得到有效控制。诊断通常需要通过物理检查、影像学检查（如MRI）及在某些情况下关节镜检查的结果作为依据。

1. 临床症状

盂唇损伤主要是指患者的关节部位出现了损伤的症状，可能会导致局部有明显的疼痛感觉，有肿胀不适感，尤其是在活动的过程中，疼痛感会比较严重。这种疼痛可能表现为锐痛或钝痛，尤其是在关节活动时加剧。

2. 关节活动情况

也可以根据关节的活动情况来判断盂唇是否受损。在关节活动中，如在外旋或者内旋、抬举的过程中受到了限制，则说明出现了关节活动受限，也说明出现了盂唇损伤的情况。

3. 影像学检查

一般通过CT检查或MRI检查（图2-27），医生能够评估盂唇损伤的范围和程度，从而制订适当的治疗计划。

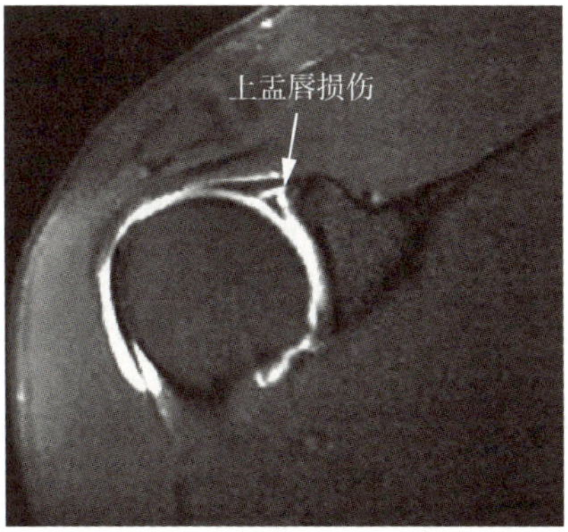

图2-27 上盂唇损伤的MRI征象

五、如何预防肩关节盂唇损伤

1. 加强肩部肌肉

通过定期锻炼来增强肩部周围肌肉，特别是肩胛骨周围肌肉的力量，可以提高肩部的稳定性和支撑能力，减少受伤风险。

2. 定期休息

肩部也需要充分的休息来修复肌肉，不要长时间连续做相同的动作或负重。

3. 避免过度负重

尽量避免搬运过重物品或过度负重的行为，以免对肩关节盂唇造成不必要的压力。

4. 定期体检

定期进行肩部的体检，及时发现潜在问题并采取预防措施，预防肩关节盂唇损伤的发生。

第五节 肩胛上神经卡压综合征

肩胛上神经卡压综合征又称肩胛上神经症候群，是一种神经性疾病，通常涉及肩胛骨附近的神经，具有疼痛、刺痛或其他神经相关的症状。

肩胛上神经从臂丛神经上干发出后，经过肩胛横韧带下方的肩胛切迹进入冈上窝，这一骨－纤维孔较为固定（图2-28）。当上肢不断活动时，肩胛骨不断移位，肩胛切迹处神经会受到反复的牵拉与摩擦，使神经受到损伤，或出现炎性肿胀与卡压，这就是肩胛上神经卡压综合征的解剖学基础。因此，肩胛切迹处卡压也是肩胛上神经卡压的主要形式。

一、肩胛上神经卡压综合征症状有哪些

1. 病史及症状

肩胛上神经损伤的患者多具有急性或反复的肩部创伤史。好发于男性，优势手侧多见，经常是隐匿性发病。最常见的症状是酸胀钝痛，疼痛可集中于肩胛部的后外侧区域（图2-29），并可能向颈部、前胸壁、同侧上肢放射至肘部甚至手部。患肢易疲劳，肩外展、外旋无力，上举受限。另外，许多患者疼痛不明显，仅表现为患肢外展外旋肌力减弱，严重者晚期可出现冈上和/或冈下肌萎缩。

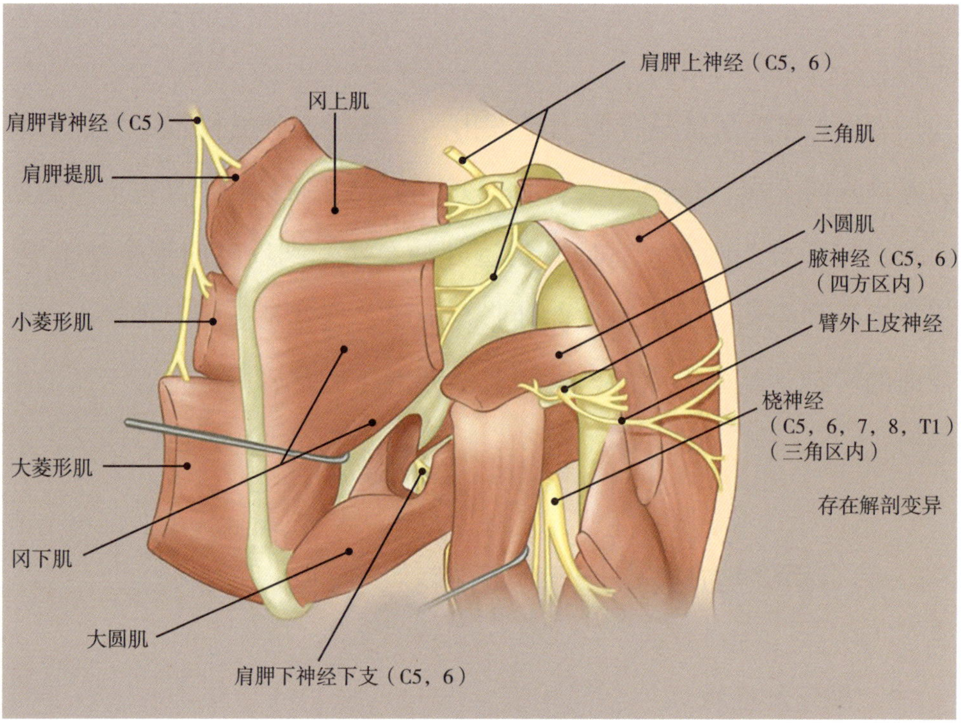

图2-28　肩部肌肉及神经分布

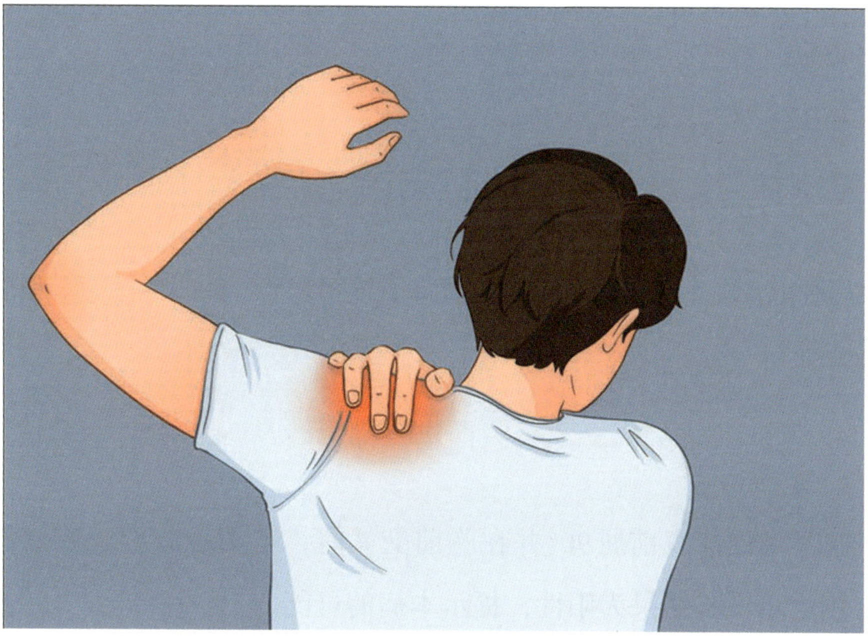

图2-29　肩胛上神经卡压综合征常见疼痛部位

2. 体征

神经受压时间长的患者，可出现冈上肌、冈下肌肌萎缩。

3. 特殊体征

肩外展无力，特别是开始30°左右的肩外展肌力明显较健侧减弱。此外，当双上肢伸直位、肩关节前屈90°交叉于胸前时，可能诱发肩胛区疼痛。

二、如何诊断肩胛上神经卡压综合征

肩胛上神经卡压综合征的诊断方法有体格检查、影像学检查、电生理学检查等。

1. 体格检查

患者双臂伸直前屈90°并在胸前交叉时，若出现肩胛区疼痛的症状，则表示试验结果为阳性，提示本病的可能。

2. 影像学检查

（1）X线检查：X线检查可以观察有无颈椎横突过长、肩胛切迹狭窄、陈旧性骨折等表现，帮助评估可能与肩胛上神经卡压综合征相关的解剖结构异常。

（2）超声检查：超声检查能够发现腱鞘囊肿或其他肿块，有助于明确病因，评估神经与周围结构的关系，包括神经是否受压或存在其他影响神经功能的病变。

3. 电生理学检查

电生理检查包括神经传导速度检查和肌电图检查，此为肩胛上神经病变诊断确诊的金标准。

三、如何预防肩胛上神经卡压综合征

1. 保持良好姿势

采取正确的坐姿和站姿，避免长时间保持同一姿势，尤其是头部和肩部的姿势，以减少对肩胛上神经的压力。

2. 避免肩部过度使用

避免长时间重复性使用肩部肌肉，尽量避免举重或做需要高举手臂的动作，以减少肩胛上神经受到过大压力。

3. 定期运动和伸展

定期进行肩部和颈部的运动和伸展，保持肌肉和关节的灵活性，降低肩胛上神经被压迫的可能性。

4. 避免肌肉疲劳

避免长时间保持手臂举起的姿势，如果需要长时间举着物品或做高空作业，应该定期休息并放松肌肉。

5. 保持正确工作方式

在工作或日常生活中，注意保持正确的工作方式和正确使用工具，避免过度使用肩部肌肉造成肩胛上神经卡压。

第六节　肩关节周围炎

肩关节周围炎简称肩周炎，又称冻结肩或肩关节缩窄，是一种影响肩关节运动的疾病，其特征是肩关节周围肌肉、韧带、肌腱、滑囊、关节囊等软组织损伤、退变而引起的关节囊和关节周围软组织的慢性非特异性炎症，可使肩关节周围的关节囊（肩关节囊）变得僵硬、紧张和炎症性粘连，导致肩关节的活动范围受到限制，这被称为粘连性肩关节囊炎（图2-30）。粘连性肩关节囊炎是肩关节囊进行性纤维化和挛缩的临床常见疾病，会导致肩关节持续的疼痛、活动受限和功能障碍。

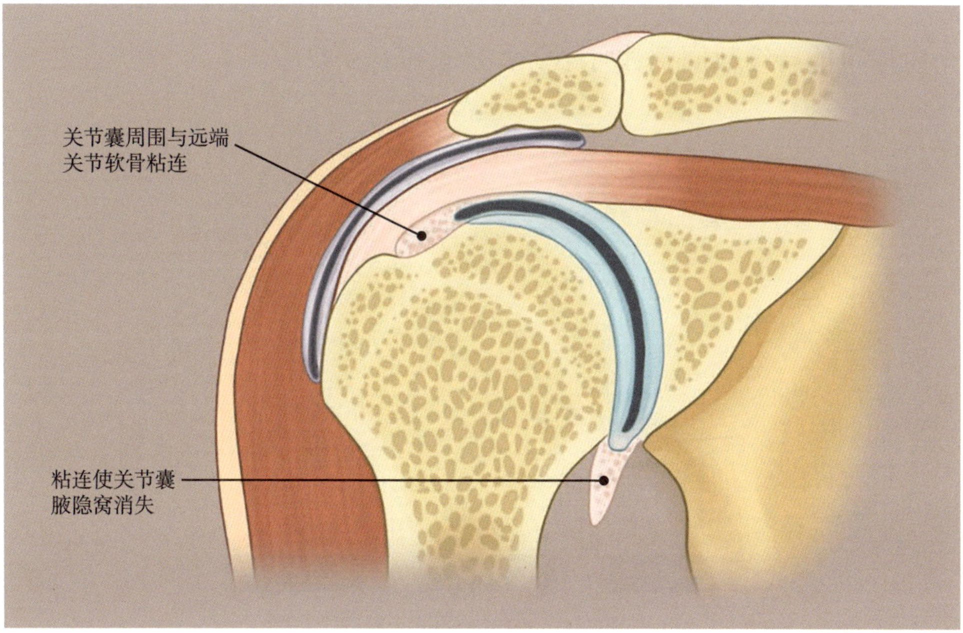

图2-30　粘连性肩关节囊炎

一、肩周炎的症状有哪些

肩周炎的症状通常经历三个阶段（图2-31）。

1. 疼痛阶段

在这个阶段，患者经历肩关节周围的疼痛，特别是在运动时。这个阶段可能持续数周到数月不等，最长可达9个月。

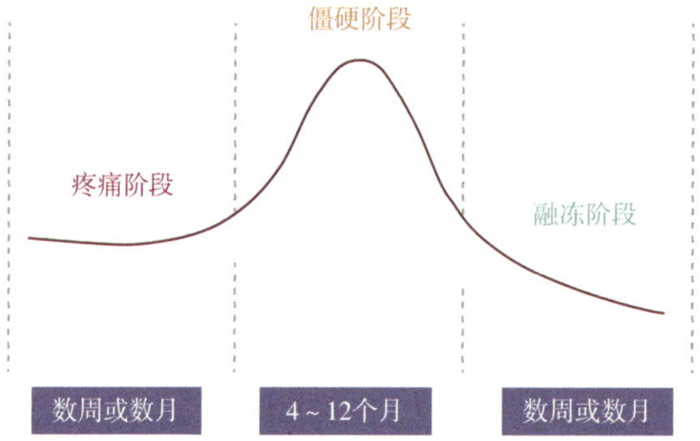

图2-31　肩周炎的三个阶段

2. 僵硬阶段

在这个阶段，疼痛减轻，但肩关节的活动范围明显受限。患者可能感到肩部僵硬，且运动变得非常困难。这个阶段可能持续4～12个月。

3. 融冻阶段

在这个阶段，肩关节的活动范围逐渐恢复，这个过程可能需要数周到数月，甚至2年。

二、如何诊断肩周炎

目前肩周炎缺乏公认的诊断标准，其诊断主要依赖详细病史、体格检查和影像学检查。

1. 年龄

患者年龄40～60岁。

2. 临床症状

肩关节周围的渐进性疼痛，尤其以夜间为甚，可有明显压痛，以肩峰下、喙突等处明显。其基本特征是无明显原因、缓慢渐进发展的疼痛和被动外旋动作活动度下降。

3. 体格检查

患侧肩关节的活动功能明显受限，影响日常生活，如穿衣、系围裙等存在不同程度的困难。

摸耳试验阳性：即患者屈患侧手肘，先摸同侧耳朵（图2-32），再将手从患侧耳朵继续向上，越过头顶去摸健侧耳朵。摸耳试验阳性说明患者肩关节上举受限。

行走时患侧的手臂摆动减弱或消失，甚至出现肌肉失用性萎缩，但肌力无明显下降。

4. 影像学检查

X线检查结果通常为阴性，有时可见因患肢长期失用导致骨质减少，其主要用于排除肩关节的其他病理改变，如病理性骨折和肩袖钙化性肌腱炎等。

MRI诊断肩周炎具有较高的准确性。但是MRI检查结果目前不推荐作为诊断本病的直接依据，而是用于排除肩袖撕裂、肩部肿瘤、滑囊炎、神经根型颈椎病等亦可导致肩部疼痛及活动受限的疾病。

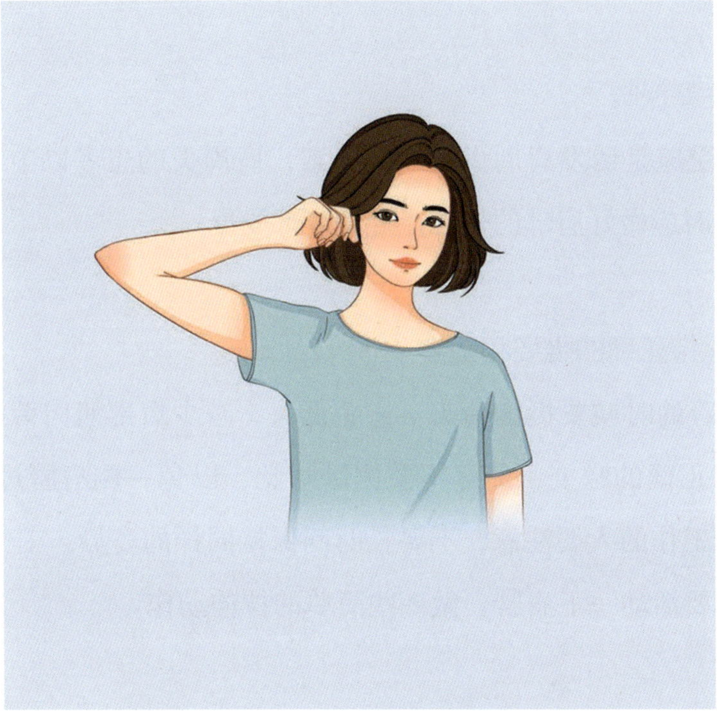

图2-32　摸耳试验起始动作（摸同侧耳朵）

此外，肩周炎缺乏特异的实验室检查，但是其危险因素主要与内分泌及风湿免疫疾病相关，尤其是糖尿病、甲状腺疾病等。因此，对于有糖尿病和甲状腺疾病等风险或临床表现的患者，可以考虑进行相关检查。

三、如何预防肩周炎

1. 注意保暖

肩部受凉是诱发肩周炎的一个因素，肩周炎的患者以中老年人为主，在平时应做好肩部的保暖，避免肩部受凉。

2. 保持正确的坐姿和睡姿

在坐着的时候要挺胸抬头，避免低头，减少肩部肌肉劳损，睡觉时要保持正确的睡姿，最好不要侧卧睡觉，以免一侧肩膀过度受压。经常伏案工作的人要注意，不要长时间保持同样的姿势，工作30分钟之后一定要活动一下肩膀，做一些简单的拉伸动作。

3. 加强体育锻炼

肢体锻炼能够加强肩周关节处的肌肉力量，对预防肩周炎有很大帮助，可以选择瑜伽、太极拳、跳绳等运动，不过应注意根据自身的情况进行合理的锻炼，最好不要做剧烈的运动。

4. 及时就诊

肩膀部位出现外伤或者拉伤的时候一定要及时治疗，并且暂时不要活动肩关节，这样就可以有效避免肩关节部位的肌肉和肩关节出现严重损伤。

第三章

肩关节疼痛的保守治疗

肩关节疼痛是一种常见的问题，可能由于肌肉拉伤、关节炎、肩周炎等多种原因引起。在面对肩关节疼痛时，保守治疗是一种常见且有效的方法，可以帮助缓解疼痛、减轻症状，并促进康复。以下是一些常见的肩关节疾病的保守治疗方法。

一、肩胛骨周围肌肉群功能训练

适用于多种肩关节疾病，特别是那些与肌肉无力、不稳定性和肩部功能障碍相关的情况。常见的肩关节疾病包括肩周炎、肩关节脱位、肩峰撞击综合征等。

肩胛骨稳定性是确保肩关节正常运动的基础。肩胛骨周围肌肉群功能障碍会导致肩胛骨位置及运动模式发生不良改变，从而引起肩峰下间隙减小，使肩峰下组织受压导致肩峰撞击综合征的发生。研究表明，以肩胛骨稳定性为核心的康复治疗策略能够有效减轻肩峰撞击综合征患者的临床症状。肩峰撞击综合征患者在进行肩胛骨周围肌肉群功能训练时，选择的运动方式不仅要很好地激活那些薄弱的肌肉，还要尽量避免激活过度活跃的肌肉。例如，通过木棒辅助进行的肩关节各个方向的活动，就是一种较为合理的锻炼方式（图3-1）。

二、药物治疗

药物治疗在肩关节疾病治疗中扮演着重要的角色，常用于减轻疼痛、减轻炎症和提高患者的生活质量。药物治疗的适用范围很广，粘

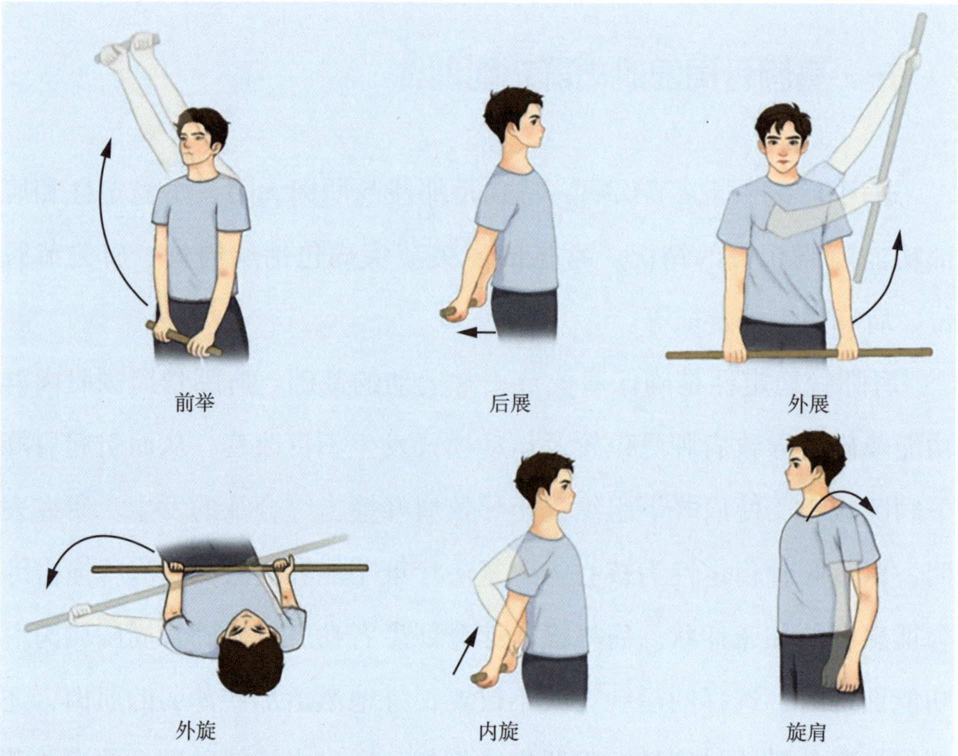

图3-1　利用木棒辅助的肩关节各个方向活动

连性肩关节囊炎、肩袖损伤等多种肩关节炎性、退行性病变，以及肩胛上神经卡压综合征等肩关节神经病变都适用。常用药物有非甾体抗炎药、甲钴胺等。

1. 非甾体抗炎药

非甾体类药物能够减轻肩关节内滑囊及肩袖组织的炎性充血、缓解疼痛，常有口服和胶贴形式。如双氯芬酸钠缓释片，可迅速改善颈肩痛，减轻关节酸痛，常用于周围神经卡压综合征的镇痛治疗。部分患者服用后可引起头痛，以及腹痛、便秘、腹泻、胃烧灼感、恶心、消化不良等胃肠道反应。

2. 甲钴胺

可改善神经元的传导，对于卡压的神经有营养修复的作用。从事频繁接触汞及其化合物的工作人员，不宜长期大量服用本药。

三、局部封闭

局部封闭是一种介入性治疗方法，适用于一些肩关节疾病的治疗，如肩周炎、肩袖损伤、肩峰撞击综合征、肩关节退行性疾病等。

超声引导下向肩峰下滑囊内注射复方倍他米松注射液和利多卡因进行局部封闭治疗（图3-2），取得了良好效果，能有效缓解患者因首次治疗产生的不适。该方法疗效持续的时间较短，无法解除导致肩关节撞击的根本原因，治疗肩峰撞击综合征具有一定的局限性。

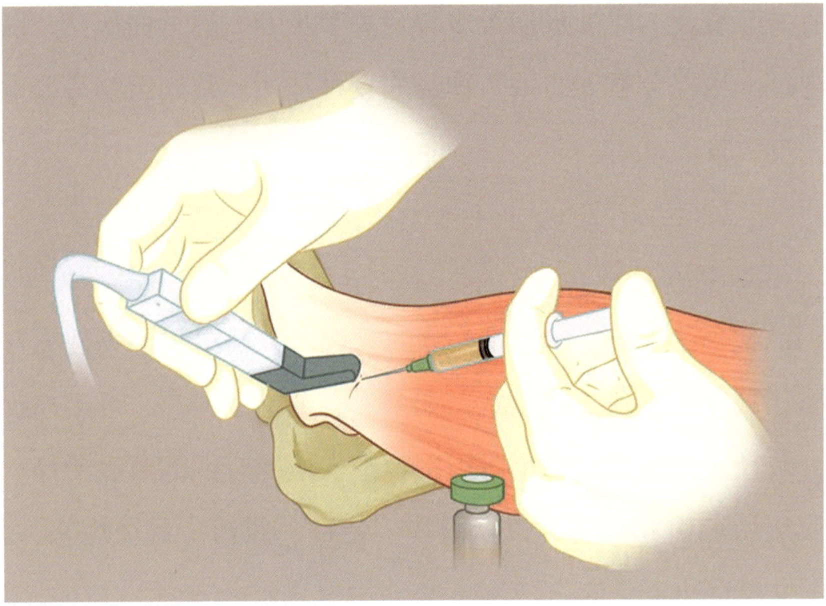

图 3-2　局部封闭治疗

四、骨生物材料注射治疗

骨生物材料注射治疗是利用自体内的生物物质来帮助受损的肌肉、肌腱和韧带等快速愈合（图 3-3）。这类物质以富血小板血浆的应用最为常见。血小板激活后可大量释放成纤维生长因子、血小板源性生长因子、转化生长因子-β 等生长因子，具有抗炎与修复的双重功效。本法主要适用于肩袖损伤、肩部骨折等疾病的治疗。

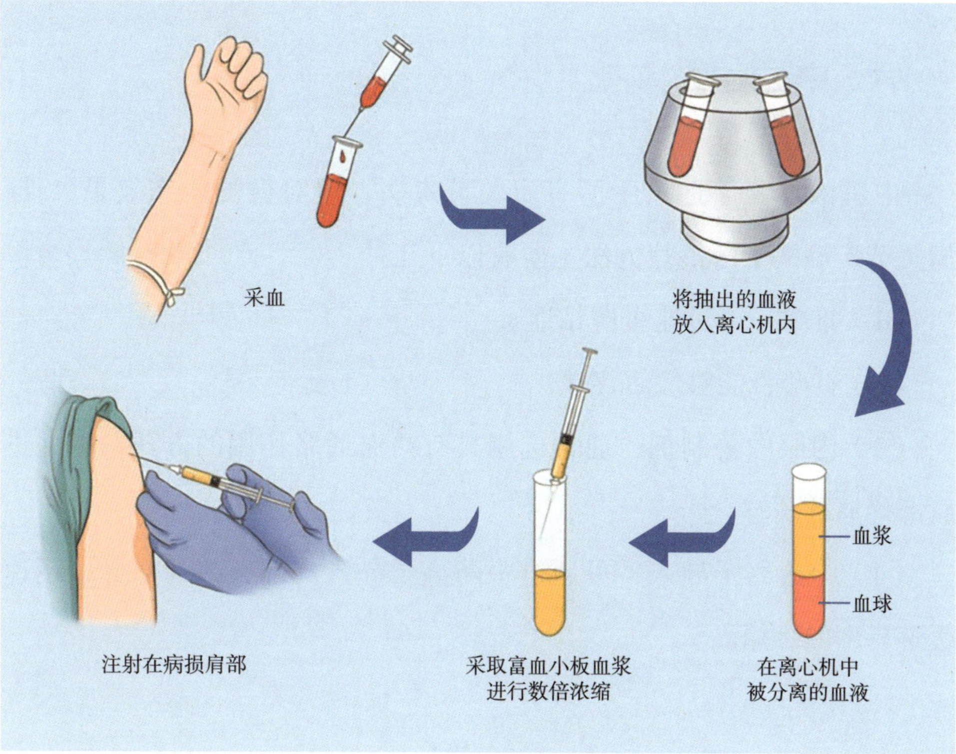

图3-3　骨生物材料注射治疗

五、穿刺针吸疗法

适用于肩关节积液或肩关节钙化灶的治疗，也可用于向肩关节内注射药物。在注射前，需结合查体和放射学检查结果进行准确定位。通常情况下，会首先使用18号或16号粗针头对钙化灶进行反复穿刺，穿刺完成后，可以将少量的类固醇注入钙化灶及肩峰下间隙，以缓解疼痛并减轻钙质释放引发的炎症反应。

六、中医治疗

中医治疗几乎适用于所有肩关节疾病，但对肩袖损伤效果欠佳。肩关节疾病的中医治疗方法主要有以下几种。

（1）推拿：可迅速缓解粘连。

（2）针灸：能够缓解疼痛。

（3）内服中药制剂：通常选用具有活血通络作用的方药，以促进肩部疼痛的缓解。

（4）中药离子导入：可通过中药离子导入局部，疏通血脉，迅速缓解局部的疼痛。

七、超声引导下细针改良针刀治疗

超声引导下细针改良针刀疗法因在可视化下进行操作，定位更准确，对病变部位的粘连松解更充分（图3-4）。该法避免了多次穿刺造成的非必要损伤，可有效减轻关节局部炎症反应，松解完成后注射含糖皮质激素的抗炎药物可延缓炎症反应的进程，防止组织再次粘连。此法疗效显著，复发率低，主要适用于粘连性肩关节囊炎的治疗。

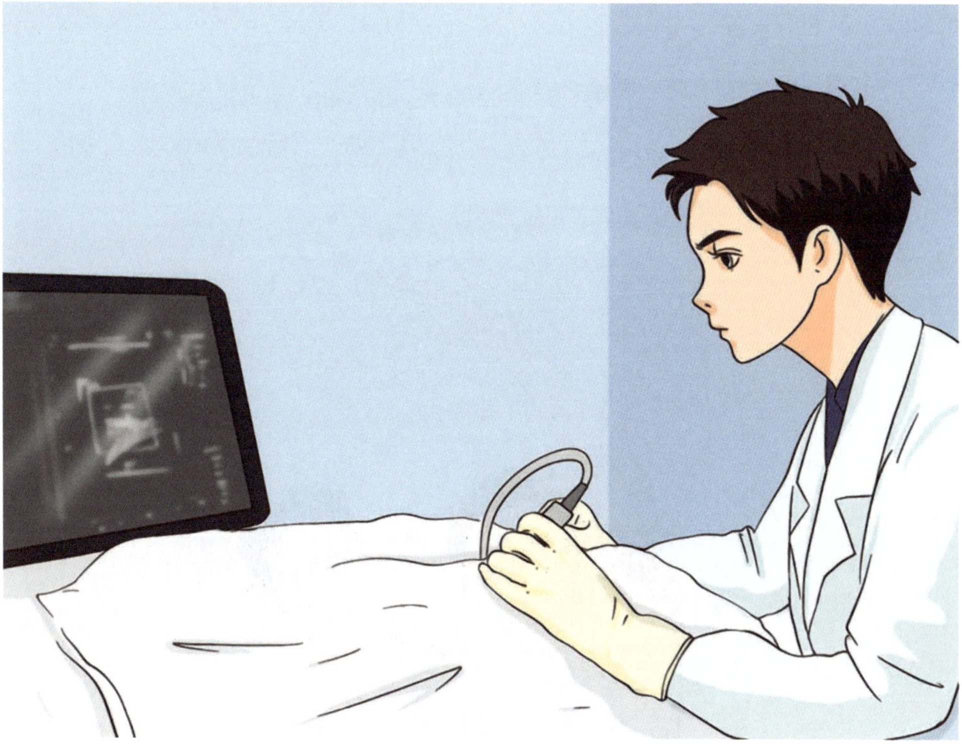

图3-4　超声引导下细针改良针刀治疗

八、主动锻炼

在医生或物理治疗师的指导下进行适当的肩部锻炼，以促进肩关节的活动和减轻症状（图3-5）。此法适用范围很广，但一般不适用于肩袖损伤和肩关节脱位。

治疗的具体方法取决于疾病的阶段、患者的症状和个体差异。如果怀疑患有肩关节疾病，建议就医进行详细的诊断和制订治疗方案。

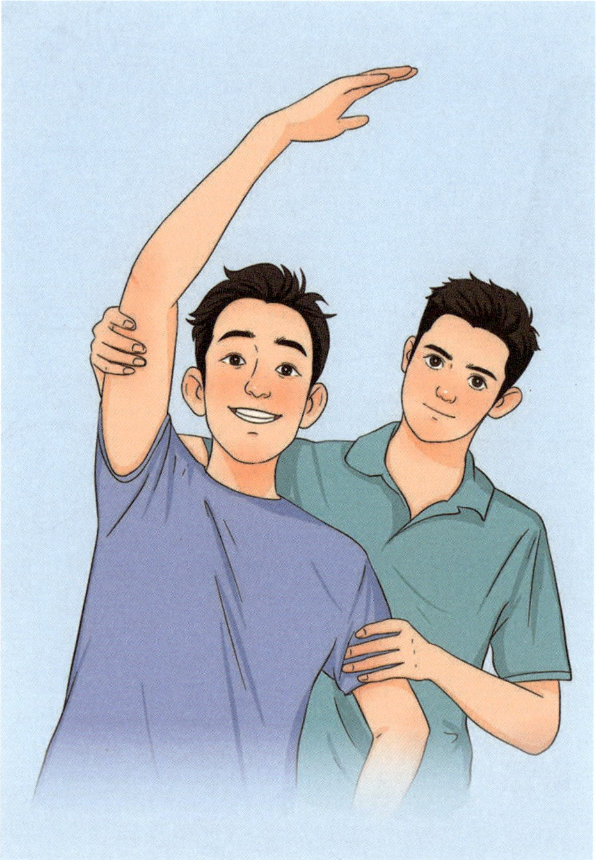

图3-5　在治疗师协助下进行肩部锻炼

第四章

肩关节疾病的手术治疗

第一节　肩关节疾病手术适应证

肩关节疾病的手术适应证会因具体情况而异，取决于疾病或损伤的类型、程度、症状的严重程度及保守治疗的效果。以下是一些需要考虑手术治疗的肩关节损伤的情况。

一、肩峰撞击综合征的手术适应证

肩峰撞击综合征手术治疗的适应证主要包括肩峰下骨折、严重肩峰撞击综合征、肩峰下滑囊炎等，需要采取针对性的治疗措施。

1. 肩峰下骨折

如果肩峰下方受到了外力的撞击，可能会出现局部骨折的情况，患者可以通过手术切开内固定的方式进行治疗，从而使病情得到改善，也需要在术后多休息，避免剧烈的运动。

肩峰下骨折属于临床少见的骨折类型，包括其他类型的肩胛骨骨折，由于人体构造原因，肩胛骨周围有丰富的肌肉保护，局部血供好，大多数肩胛骨的骨折都能比较好地愈合，少有骨折后并发症或后遗症，预后较好。但治疗方法不恰当，骨折畸形愈合有可能诱发肩关节周围炎。

2. 严重肩峰撞击综合征

考虑跟肩峰下骨质增生有关，患者在发病时可能会出现活动受限、疼痛等症状，若得不到及时有效的治疗，还有可能导致肩关节功能障碍。患者可以通过肩关节镜手术等相关的手术进行治疗，从而使疾病得到改善。

如果肩峰撞击综合征的患者病情较轻，及时接受非手术治疗，并积极配合康复训练，一般1年左右就能好。但如果肩峰撞击征的患者病情严重，合并肩袖断裂、韧带损伤、肩关节退变等情况，需要接受手术治疗，恢复的时间相对较长，可能需要1～2年。建议肩峰撞击综合征的患者平时减少肩部的运动量，增加营养，多吃富含维生素、蛋白质等营养物质的食物。

3. 肩峰下滑囊炎

可能跟撞击有关，特别是患者长时间地进行重体力劳动，或者患者本身有肩关节炎等疾病得不到及时有效的治疗，便有可能会导致肩峰下滑囊炎。

肩峰下滑囊炎是一种自限性疾病，自然病程6个月至3年，平均病程1～2年，一般恢复良好，但也有少数患者无法完全恢复肩关节功能，遗留功能障碍，可以通过滑囊切除术等相关的手术进行治疗。在及时规律的治疗下，一般1～2个月即可痊愈。

二、肩袖损伤的手术适应证

很多人盲目地认为手术是此类疾病最好的治疗方法，其实并非如此。患病之后要根据病情采取对症治疗，病情比较轻的患者不需要采取手术治疗。肩袖损伤的手术有以下指征。

1．发生肩袖损伤以后经药物治疗无明显改善，并且有疼痛加重现象，要及时采取手术治疗。此类患者及时接受手术治疗可以促进病情的好转，即使手术治疗的愈合情况比较好，做完手术以后也要按时到医院进行复查。

2．患肩袖损伤疾病严重地影响了肩关节的活动，使肩关节出现功能障碍现象，要及时采取手术治疗。这类患者在患病之后不采取手术治疗，会严重地影响生活质量，及时采取手术治疗可以提升生活质量和促进病情好转。

3．发生肩袖损伤之后做影像学检查，损伤超过2cm时要及时采取手术治疗，不采取手术治疗不仅会影响患者的肢体运动，还会引起剧烈的疼痛感。

满足以上3项指征的患者要及时进行手术治疗，采取手术治疗可以促进病情的好转。目前的医疗条件比较发达，肩袖损伤患者可以在关节镜下进行微创手术治疗，微创手术的疗效好、创伤小，术后愈合快。但需注意，70岁以上的患者愈合率相对较低。对于合并骨质疏松的患者，建议联合抗骨质疏松治疗来促进肩袖愈合。此外，肩袖损伤还可以进行生物治疗，包括富血小板血浆或一些骨髓血提取物，来促进肩袖术后愈合。

肩袖损伤的患者在术后要遵医嘱按时到医院复查，有异常现象要及时告知医生，以便调整治疗方案。肩袖损伤是可预防性疾病，运动前做好充分的活动准备及防护措施，可以预防其发生。平时补充足够的维生素和营养物质，可以强健身体。

三、肩袖钙化性肌腱炎的手术适应证

一些肩袖钙化性肌腱炎的患者会自愈。肩袖钙化性肌腱炎的保守治疗方法有很多，包括非甾体抗炎药、理疗、类固醇封闭治疗、粗针头穿刺治疗、震波治疗及外科手术等，治疗效果不一，但大多数肩袖钙化性肌腱炎患者通过保守疗法可得到满意的疗效。对于病程长、顽固性疼痛保守治疗无效或局部疼痛剧烈的患者，应手术治疗，可采取关节镜下钙化灶清除的方法。手术时可发现钙化灶内牙膏样，或奶酪样钙化沉积物。如果肌腱缺损较大，可同时缝合肌腱，通常可获得令人满意的手术效果。

肩袖钙化性肌腱炎的手术方式有传统的切开病灶清除术、关节镜微创下行关节清理、钙化灶清除、肩峰成形和肩袖修复术。

肩袖钙化性肌腱炎的手术适应证有以下几种。

1. 对于肩部疼痛持续存在，经规范保守治疗6个月以上无效的顽固性肩袖钙化性肌腱炎，影响正常工作、生活者。

2. 疼痛急性发作，不能耐受保守治疗者。

3. 对于不愿接受较长时间保守治疗，要求尽快恢复日常生活及运动者，近期X线片显示钙化灶无明显吸收的患者。

传统的切开手术，手术切口大，需要剥离三角肌，手术视野局限，手术损伤较大。现阶段的关节镜手术技术成熟，可通过数个小切口，进行盂肱关节的探查，明确其他合并损伤，清除肩峰下滑囊，根据术前及术中各种定位手段，精确清理部分或全部钙化灶。对于同时合并肩峰骨质增生者，可同时行肩峰成形术；对于肩袖受浸润、侵犯者，可在镜下进行修复。相对来说，关节镜手术通过特殊的摄像系统，可清晰地看到相应损伤，手术更加微创，术后恢复更快。

四、肩关节盂唇损伤的手术适应证

盂唇出现损伤，会导致关节的不稳定。如果有盂唇的明显损伤，容易导致肩关节的脱位。轻度的盂唇损伤，可以保守治疗，经过一段时间治疗是可以自行恢复的，但需要对盂唇损伤的程度做出判断，可考虑行磁共振检查。如果有明显的肩关节不稳定，并且伴有习惯性的脱位，就需要行手术治疗。如果肩关节特别的稳定，行影像学检查以后，撕裂程度也不严重，可以考虑保守治疗。保守治疗针对的是轻度撕裂，并且关节稳定性比较不错，可以自行愈合。如果是非常严重的撕裂，需要行手术治疗。

肩关节盂唇损伤症状较重者可选手术治疗，手术原理为对新鲜损伤直接修复，慢性损伤重建加强。术中清理损伤的盂唇碎片，将损伤的盂唇修整并对合于关节盂，用缝线或锚钉直接缝合，并缝合撕裂的关节囊。肩胛盂下方损伤导致前方不稳，易产生习惯性脱位。这种情况下可重建韧带附着点，并折叠或拉紧软组织，重建肩关节的稳定性。

五、肩胛上神经卡压综合征的手术适应证

肩胛上神经卡压综合征手术治疗适用于经过6～12个月保守治疗，仍然存在明显疼痛和功能障碍的患者。大多数伴有肩袖撕裂、盂唇撕裂或占位性病变的肩胛上神经卡压综合征患者，行关节镜下肩袖或盂唇修复后是否需要进一步松解肩胛上横韧带仍然具有争议。大量研究表明，伴有肩袖撕裂或盂唇撕裂的肩胛上神经损伤，仅通过肩袖或盂唇的修复便可以收到良好的效果。术前行肩部CT三维重建能更加准确地反映局部的解剖关系，为关节镜下肩胛上神经解压提供更多有用的信息。

肩胛上神经卡压综合征术后效果是比较好的，因为手术可以松解患者的神经，恢复正常的神经解剖，从而可以缓解和治愈患者的疾病。

六、肩周炎的手术适应证

肩周炎是一种自限性疾病，多数可以经过保守治疗恢复，常用的治疗方法有一般治疗、药物治疗、手术治疗、中医治疗。如果肩关节

粘连严重，保守治疗无效或疗效有限，可以进行肩关节镜手术治疗松解肩关节。手术方式包括开放手术和关节镜微创手术，其中关节镜微创手术已逐渐成为治疗肩周炎的重要手段。进行微创松解手术，可以选择肩关节镜下松解盂肱关节囊，松解后患者可以进行关节的全幅度运动。由于肩关节镜手术创伤较小，患者恢复较快，往往能够有较好的治疗效果。

肩周炎的手术效果一般较好，多数患者术后疼痛立刻得到缓解。需注意，手术后仍需在医生的指导下进行康复训练，如果恢复良好，一般情况是不会有后遗症的。但是恢复不当会出现疼痛、关节粘连、活动受限等后遗症的表现，在关节劳损受寒时症状会明显加重，可以借助磁共振检查，进一步判断恢复情况。出现后遗症时，患者可以通过结合局部物理因子治疗的手段（如磁疗、超声波、直线红外偏振光、中频直流电等方式），改善肩部的循环，进一步减轻炎症，松解软组织的粘连，进而缓解疼痛、活动受限等相关表现。

在日常生活中，还要注意饮食健康，尽量多吃富含钙的食物，从而为身体补充需要的营养。另外，还要定期去医院复查，及时关注身体的恢复情况。

第二节　认识肩关节镜手术

一、麻醉

进入手术室以后，患者常需躺平麻醉，麻醉方式一般选择全身麻醉（图4-1）。这是因为：①手术体位特殊。肩关节镜手术中，患者通常需要采取侧卧位或沙滩椅位，清醒状态下难以长时间耐受这种体位，因此需要全身麻醉来保障患者在手术过程中的舒适度和安全性。②控制性降压。肩关节镜手术操作间隙很小，即便腔隙中有很少量的出血，都会影响手术视野。为了确保术中视野清晰且减少出血，通常需要实施控制性降压。全身麻醉可以更好地管理患者的血流动力学，从而实现这一目标。③减少术后并发症。全身麻醉可以有效降低术中应激反应，稳定血流动力学，从而降低术后不良反应的发生率。④提高手术安全性。肩关节镜手术涉及微创操作，全身麻醉能够提供一个平稳的麻醉状态，使外科医生能够更清晰地观察手术部位，同时减少术中出血量，提高手术的安全性和成功率。⑤适应证广泛。对于一些复杂的肩关节病变（如肩袖撕裂、肩峰成形术等），全身麻醉能够更好地满足手术需求，并且适用于各种年龄段和身体状况的患者。

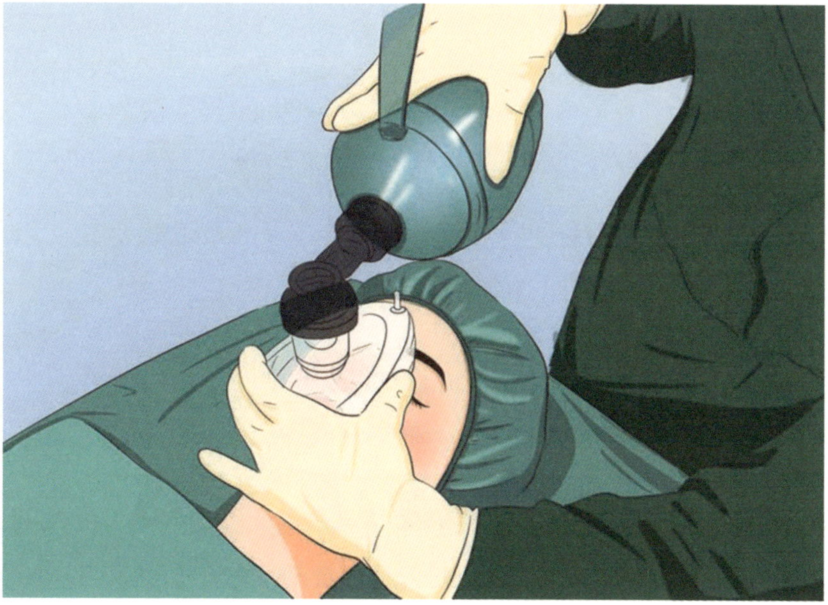

图4-1　吸入式全身麻醉

二、体位

麻醉后进行体位摆放，通常采用侧位［上身后倾约30°，肩外展25°～45°（图4-2）］或沙滩椅位［60°～70°半坐位，膝关节屈曲，并向健侧倾斜20°～30°（图4-3）］。年龄较大或血压较高的患者为避免脑供血受影响，常选用侧位。

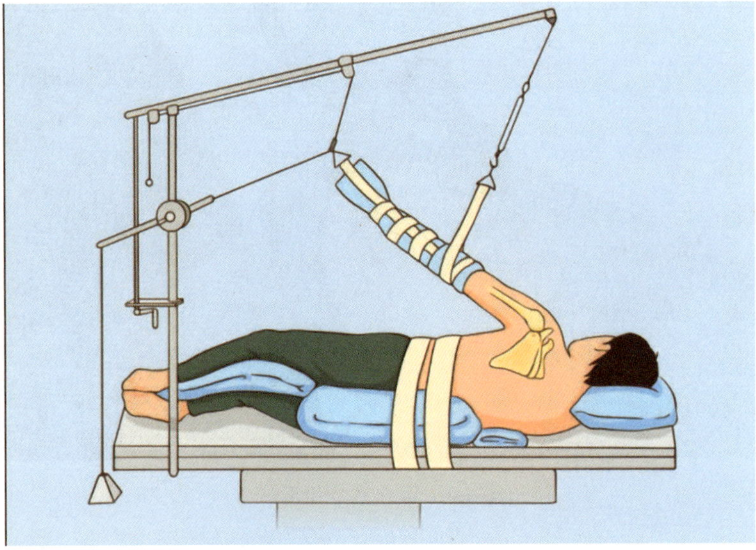

图4-2 侧位

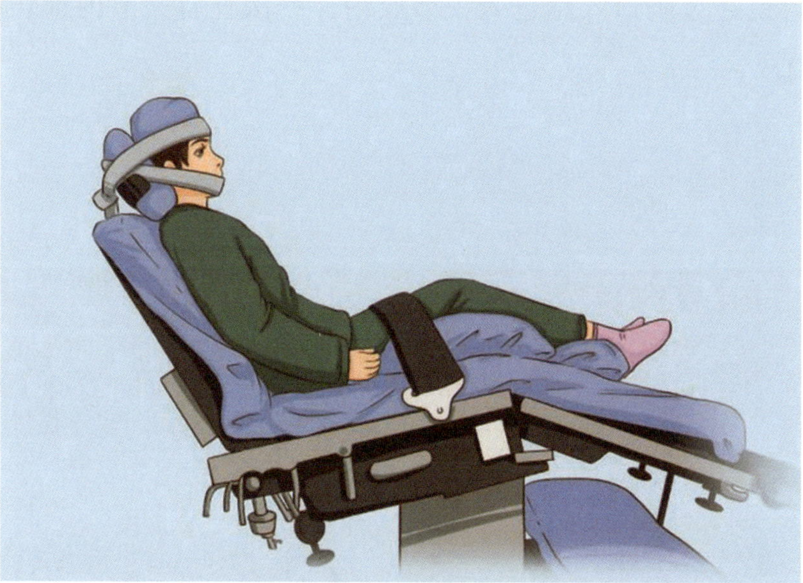

图4-3　沙滩椅位

三、手术切口

关节镜通过刺口入路进入关节腔内，去探查肩关节内损伤情况（图4-4）。

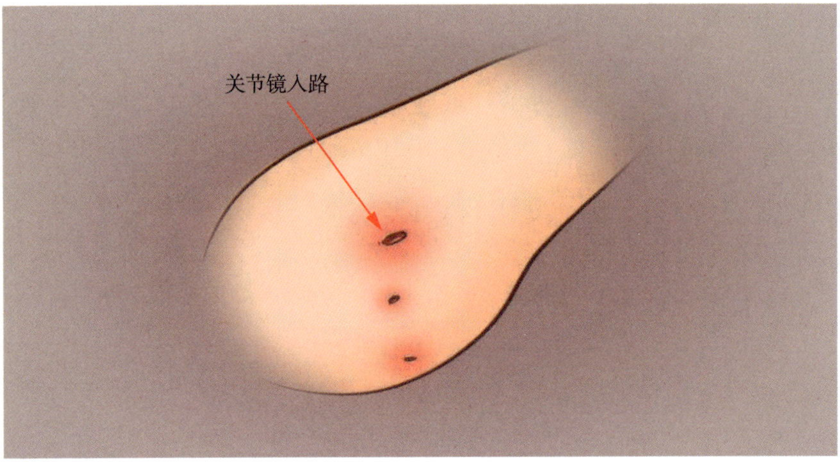

图4-4　肩关节镜手术入路

四、关节镜探查

将关节镜通过切口置入患者的肩关节，在关节镜下观察损伤的位置及程度（图4-5）。

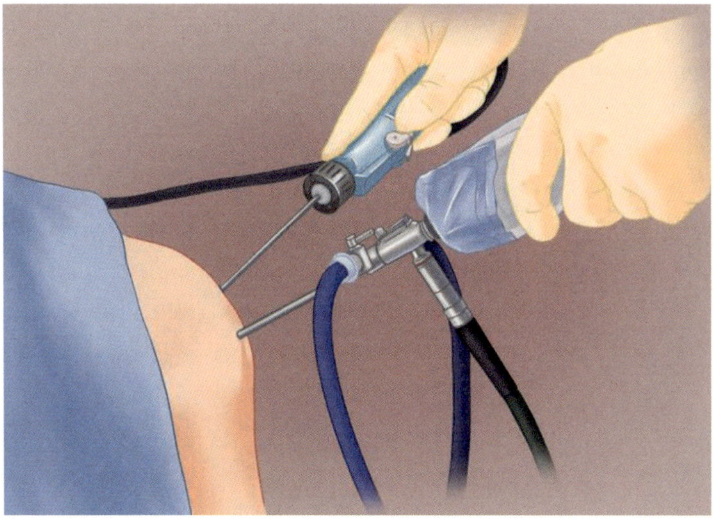

（a）

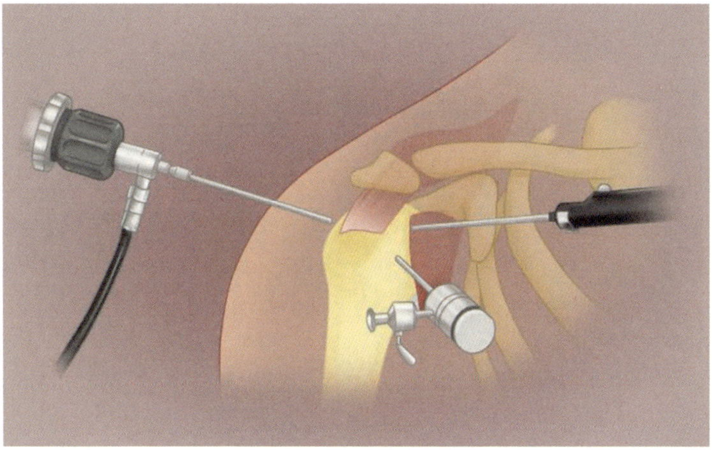

（b）

图4-5　肩关节镜探查

五、手术治疗操作

根据患者肩关节损伤情况进行相应的手术治疗操作，如将损伤的肌腱用锚钉固定（图4-6）等。手术完成后退出手术器具和关节镜，将伤口关闭，将患者放平，观察片刻无异常后可送回病室。

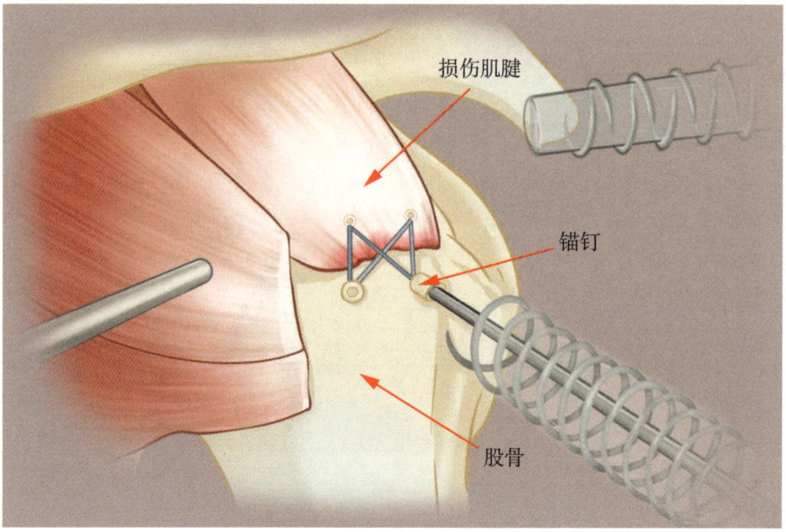

（a）

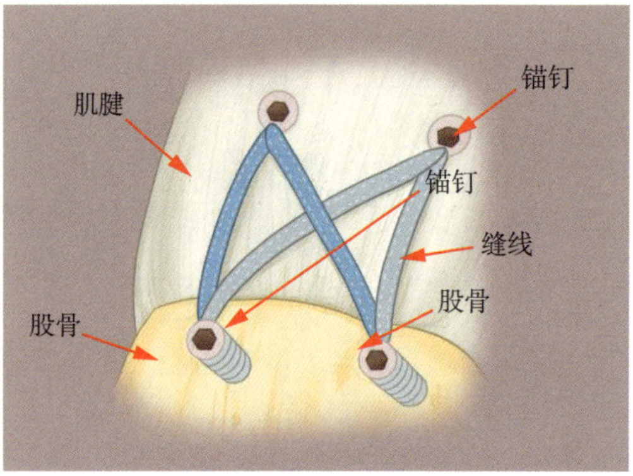

（b）

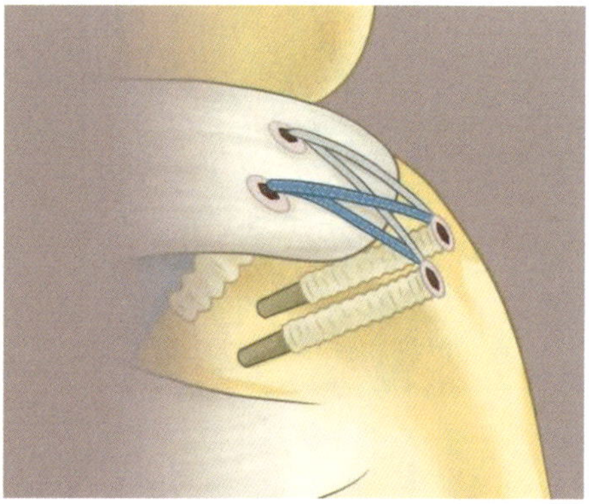

（c）

图4-6　锚钉固定损伤肌腱

第三节　肩关节损伤患者手术护理评估及护理措施

一、术前护理评估及护理措施

1. 术前护理评估

（1）全身情况评估：术前对患者的全身情况进行评估，判断患者对手术的耐受程度，以指导术前的准备和护理。评估内容有骨科创伤或疾病本身的危害和影响患者整个病程的各种潜在因素，后者包括心血管功能、肺功能、营养和代谢状态、肾功能、肝功能、内分泌功能、血液系统、免疫状态等。

（2）专科评估：①症状和体征。评估病程及有无外伤史；评估患者疼痛部位、程度、性质、诱发及加重的因素；评估患肢肩关节功能及活动能力，包括主动、被动活动范围；评估患肢肌力。②辅助检查情况。了解MRI、CT、X线检查、B超等检查情况。

2. 术前护理措施

（1）术前患者检查：遵医嘱指导患者完成术前各项辅助检查。

（2）术前患者评估：评估患者既往病史、手术史、用药史、药物或食物过敏史等。若患者未按照要求停用抗凝药物，则立即向主管医生汇报并做好相关记录。患者的吞咽功能关系到术后饮食恢复，护士应在手术前评估患者吞咽功能，吞咽功能有异常者应当报告医生，积极予以处理。

（3）术前健康指导：指导术后体位摆放、术肢活动方法、如何佩戴肩关节外展支具、下床活动注意事项及尿管拔除后如何排尿等。

（4）术前胃肠道准备：手术被安排在早上的患者，应告知患者手术前一日入睡前即开始禁饮食，次日晨起床后，继续禁饮食至送入手术室；接台手术患者，手术日术前常规8小时禁食。

（5）术前疼痛宣教：向患者讲解围手术期疼痛管理方法，包括术前超前镇痛和术后无痛康复。此外，还应向患者介绍疼痛评估方法，解释镇痛药物不良反应，合理使用镇痛药物。并且告知患者和家属所用镇痛药物不会成瘾，消除其疑虑。护士使用视觉模拟评分法（visual analogue scale，VAS）评估患者疼痛情况。当患者疼痛VAS评分≥4分时，则报告医生，予以加强镇痛处理，并记录于护理记录单。

（6）手术部位核对：与患者共同核对手术部位，并确认手术部位标记是否准确。

（7）患者卫生指导：指导患者于术前一晚洗头、洗澡、刮胡子、剪指甲、卸指甲油。

（8）术前皮肤准备：评估患者术野及其周围的皮肤情况，如果有皮肤破损或局部感染灶，应立即与主管医生沟通；手术部位毛发过长或较浓密者则在手术当天使用剃毛刀予以剃除。

（9）术前物品准备：根据手术种类，手术前指导患者准备好术后所需物品，如术后食物、冷疗用毛巾1条、便盆（女性）、尿壶（男性）等。

（10）手术当天护理：①用药管理。合并高血压者手术当天正常服用降压药；合并糖尿病者，为避免禁食导致低血糖，故暂停服用降糖药物。②术前核对。按照术前核对单做好术前核对，接到手术室通知后送患者至手术室。

二、术后护理评估及护理措施

1. 术后护理评估

①伤口愈合及伤口敷料情况。伤口及伤口敷料是否干净，是否有渗液渗血。②术肢体位摆放。③疼痛部位、程度、性质及原因。④术肢端感觉、活动、血运情况。⑤肩关节外展支具使用是否正确。⑥对功能锻炼方法、注意事项的了解程度及配合情况。⑦评估潜在并发症。

2. 术后护理措施

（1）术后监测生命体征：患者术后返回病房予以心电监护及氧气吸入，监测患者术后血压、心率、呼吸、血氧饱和度等，并做好记录。有异常者及时进行处理。

（2）伤口护理：评估并记录伤口敷料情况，敷料有渗血、渗液时，应及时更换并保持敷料干燥、清洁。

（3）体位护理：患者术后取平卧位或根据患者舒适度要求将床头稍抬高；术肢上臂下垫软枕预防肩胛骨过度内收（图4-7）；术侧肘关节屈曲90°，将术肢前臂放置于患者腹部，或者术肢自然放平于软枕上。患者起床活动时，宜佩戴肩关节外展支具，保持术肢适度外展、前屈。禁患侧卧位。指导患者翻身，采用健侧卧位与平卧位交替的方式，以预防压力性损伤。

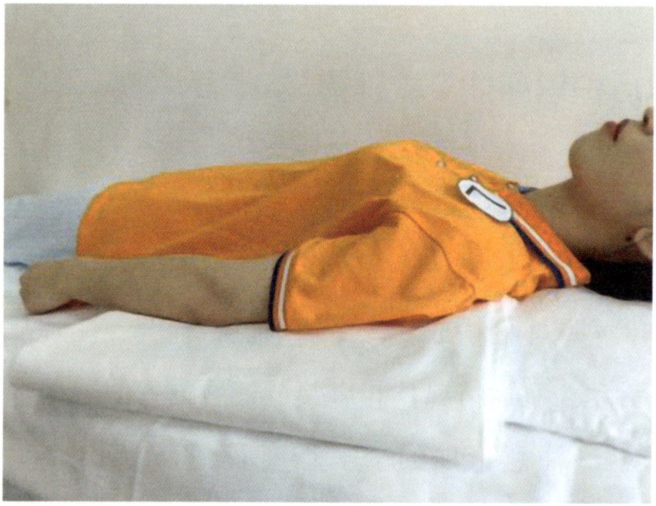

（a）

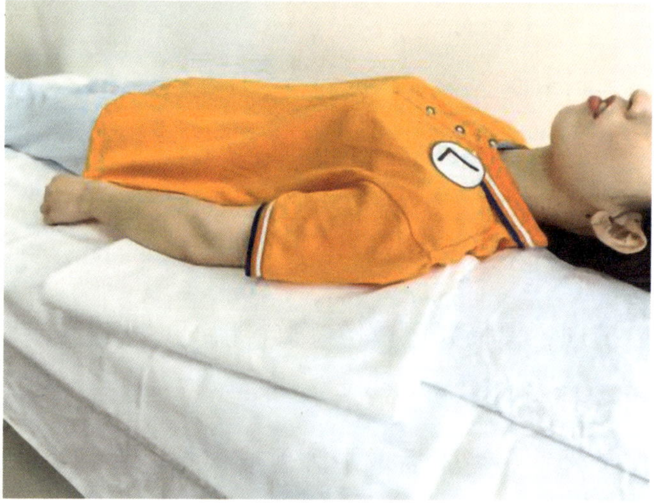

（b）

图4-7　术后体位摆放

（4）饮食护理：患者术后返回病房，经护士评估，生命体征正常、吞咽功能正常、有饮水意愿且无恶心呕吐感，即可饮水，饮水量逐次渐增。若无恶心、呕吐、呛咳、腹胀等不适，则可进食。饮食方面无特殊禁忌，指导患者根据自身饮食习惯或进食意愿选择食物即可。若患者术后有恶心或呕吐等症状，则嘱患者暂停饮食，遵医嘱继续观察或给予处理，如使用甲氧氯普胺10mg肌内注射，待症状好转或消失后再进食。

（5）静脉输液治疗护理：遵医嘱静脉应用抗菌、镇痛及护胃药物等。

（6）疼痛护理：遵医嘱采取多模式联合镇痛；评估患者疼痛情况，若VAS评分≥4分，则报告医生并遵医嘱使用镇痛药物，观察镇痛效果。

（7）冷敷治疗：对伤口处进行冷敷，有助于减轻患肢肿胀（图4-8）。肩关节术后患者通常冷敷3次/日，每次20分钟。指导患者使用冰袋，并告知其意义和注意事项，同时注意观察以免冻伤。

（8）术后排尿护理：留置尿管者，术后经评估若无禁忌即可拔除尿管，拔除前不必夹管，做好排尿护理。

（9）术后活动指导：患者在麻醉作用解除后即可活动肢体。在全身麻醉下行肩关节镜下手术患者，术后麻醉清醒后即可自由活动健侧上肢和双下肢，术侧上肢可以行松握拳、手腕旋转活动、被动屈肘活动。

（10）术后首次下床活动指导：经评估患者生命体征正常、双上肢和下肢肌力4级以上（肢体能做对抗外界阻力的运动，或完全恢复），

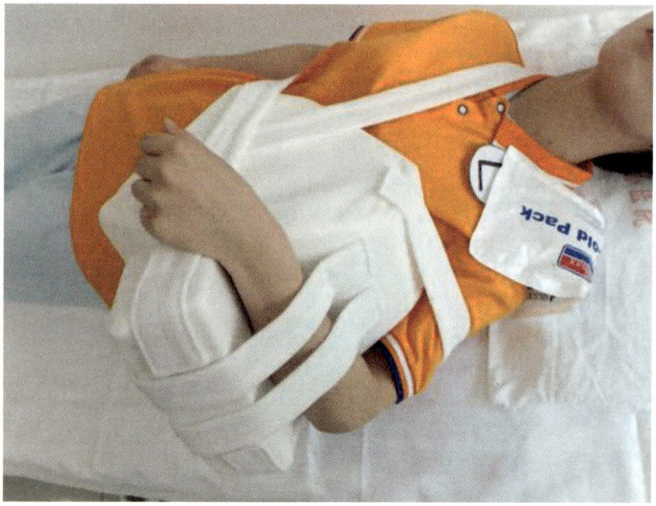

（a）

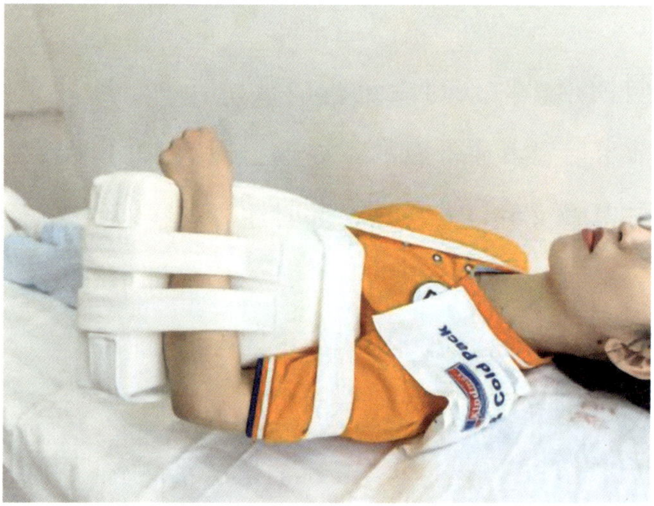

（b）

图4-8　术后肩关节冷敷

指导患者术后体位过渡，先在床上坐立位，无头晕、恶心等不适后，指导患者坐于床边至少10分钟，双腿自然下垂，无不适后再起身站立，预防直立性低血压的发生。先在床边活动，无不适后再逐渐增加活动范围。肩袖损伤患者术后可自由活动，注意预防跌倒，保障患者安全。

3. 术后专科护理及康复护理

关于术后专科护理评估、护理措施及术后康复护理内容详见下文。

第四节　肩部常见疾病的手术护理

一、肩袖损伤的手术护理

1. 术前护理

参见第四章第三节“一、术前护理评估及护理措施”。

2. 术后护理

（1）一般护理：详见第四章第三节“二、术后护理评估及护理措施”。

（2）并发症的预防与处理：①血管损伤。评估患肢的肿胀情况及桡动脉搏动情况，观察伤口敷料，若发现异常立即报告医生予以处理。②神经损伤。评估术后肢端感觉、活动，发现异常情况立即报告医生予以处理。③伤口感染。注意观察局部伤口，若出现红肿，皮温较健侧高，患者主诉疼痛明显，同时伴有发热及全身不适，应及时通知医生。④肩关节肿胀。患者卧位时用软枕抬高术肢；指导患者行松握拳、腕关节活动及被动活动肘关节，促进静脉及淋巴回流，利水消肿。此外遵医嘱应用消肿药物。⑤深静脉血栓。患者术后肢端感觉恢复后即鼓励其活动术肢，指导患者术后早期下床活动。需用药物抗凝者遵医嘱进行抗凝治疗并注意观察不良反应。⑥术后肩关节活动受限。术后鼓励患者早期活动并给予健康宣教，以提高其功能锻炼依从性，预防肩关节粘连。⑦肩袖再撕裂。康复治疗师根据患者肩袖、骨质质量及撕裂情况为患者制订术后康复方案，指导患者术后严格按照方案进行康复训练。术后第1天在患肢麻醉解除后即指导患者进行患肢肌肉的收缩和放松运动，以促进末梢血液循环。指导患者进行手指和腕关节的屈伸运动，并以健肢做示范。向患者说明功能锻炼的必要性，督促其进行功能锻炼。

对于小型肩袖损伤患者，告知患者术后第1天开始进行肩关节的被动活动锻炼。告知患者此阶段除训练时间，均须佩戴颈腕吊带。

对于大型肩袖损伤的患者，告知患者如下内容。术后佩戴外展包4～6周，4～6周后开始进行肩关节的功能锻炼。出院后应注意保持患肢外展外旋位。若外展包佩戴的位置不正确，应随时调整，以保证患肢角度。若患者感觉约束带过紧，可在颈部垫一块纯棉吸汗手帕，也可垫柔软的纱布，不可随意将约束带松开。佩戴期间为保证腋下皮肤舒适，可涂婴儿爽身粉，或在腋下垫一块吸汗手帕，使皮肤保持清洁、干燥。佩戴时间应严格遵医嘱，不可随意摘除。

3. 术后康复训练

第1阶段：术后第1～6周。

进行肩关节的被动活动锻炼，具体如下。

（1）相邻关节的活动：患侧手指用力握拳，持续5秒，然后用力伸手指，持续5秒。连续锻炼20次，每天3次。练习腕关节的屈伸、前臂的旋转，以及肘关节的屈伸。

（2）被动前屈上举：患者平卧于床上，伸直患侧上肢，健侧手扶住患侧肘部。在患肢不用力的情况下，健侧手用力使患侧上肢尽可能上举，达到最大角度，并在该角度维持2分钟，然后逐渐回到休息位。4次为1组，每天2组。

（3）被动体侧外旋：患者平卧于床上，患侧肘关节屈曲90°并紧贴在体侧。健侧手用一根木棒顶住患侧手掌。在维持患侧肘关节紧贴体侧的基础上，尽力向外推患侧手，达到最大限度后，维持2分钟，然后逐渐回到休息位。4次为1组，每天2组。

（4）被动内收、被动内旋、被动外展可于术后第3～4周开始。

注意：每次进行肩关节的锻炼后，使用一次性化学冰袋冰敷20分钟，以消肿、镇痛。此阶段内，除训练时间，均须佩戴颈腕吊带。

第2阶段：术后第6～12周。

肩关节的辅助主动活动和主动活动锻炼。

术后第6周在继续进行第1阶段锻炼的基础上增加肩关节的辅助主动活动和主动活动，并以肩关节的主动活动为主。鼓励患者参与日常生活活动，避免进行抗阻训练。

练习肩关节内旋。患者取站立位，双手背后，用健侧手抓住患侧手腕并向健侧牵拉，患者能耐受时轻轻向上牵拉，保持5秒，然后逐渐回到休息位。4次为1组，每天2组。

第3阶段：术后第12周后。

仍继续进行前两个阶段的锻炼（可适当提高强度），可以开始进行肩关节的牵拉训练、抗阻训练和力量训练，如牵拉门框。可增加运动量和运动持续时间，每个动作重复30次为1组，保持15秒，上午、下午各2组。鼓励患者用患侧手参与日常生活活动、体育运动和本体感觉训练。在舒适度内，患者可进行任何活动，但应避免接触性运动，推荐的运动有游泳、打乒乓球等。

二、肩峰撞击综合征的手术护理

1. 术前护理

参见第四章第三节“一、术前护理评估及护理措施”。

2. 术后护理

（1）一般护理：详见第四章第三节“二、术后护理评估及护理措施”。

（2）并发症的预防与处理：①血管损伤。评估患肢的肿胀及桡动脉搏动情况，观察伤口敷料，若发现异常立即报告医生予以处理。②神经损伤。评估术后肢端感觉、活动，发现异常情况立即报告医生予以处理。③伤口感染。注意观察局部伤口，若出现红肿，皮温较健侧高，患者主诉疼痛明显，同时伴有发热及全身不适，应及时通知医生。④肩关节肿胀。患者卧位时用软枕抬高术肢；指导患者行松握拳、腕关节活动及被动活动肘关节，促进静脉及淋巴回流，利水消肿。此外，应遵医嘱应用消肿药物。⑤深静脉血栓。患者术后肢端感觉恢复后即鼓励其活动术肢，指导患者术后早期下床活动。需用药物者遵医嘱进行抗凝治疗并注意观察不良反应。⑥术后肩关节活动受限。术后早期活动并给予健康宣教，提高功能锻炼依从性，预防肩关节粘连。指导患者进行院内功能锻炼，指导患者在无外展支具的情况下进行功能锻炼。向患者解释肩峰撞击综合征后锻炼方式无特殊限制，锻炼后即可进行冰敷以减轻关节腔内的渗出和肩部肿胀。告知患者锻炼要遵循循序渐进的原则，勿过度锻炼，否则易造成精神疲惫、患肢过度疼痛和肿胀，不利于术后患肢的恢复。

3. 术后康复训练

第1阶段：术后第1～6周。

此阶段内，患者需佩戴外展支具以制动，可进行肩关节的被动活动训练和邻近关节的活动训练。

（1）相邻关节的训练：术后第1天开始，由肢体远端到近端进行训练，包括手部、腕部和前臂的主动活动，以及肘关节的屈曲和伸展，20次为1组，上午、下午各练习1组。

（2）被动前屈上举：去枕平卧，患侧上肢放于体侧，健侧手扶住患侧肘部。在患侧不用力的情况下，健侧手用力使患侧上肢尽可能上举达最大角度，并在该角度维持5秒。重复4次为1组，上午、下午各练习1组。

（3）被动外旋：患者平卧，患侧肘关节屈曲90°并紧贴在体侧。健侧手用一根木棒顶住患侧手掌。在维持患侧肘关节紧贴体侧的同时，尽力平稳地向外推患侧手，达到最大舒适角度时维持5秒。重复4次为1组，上午、下午各练习1组。

（4）钟摆练习：患者弯腰，使躯干与地面平行，患侧上肢放松、悬垂，使之与躯干成90°。用健侧手托住患侧前臂做顺时针或逆时针画圈运动，画10圈为1组，上午、下午各练习1组。

第2阶段：术后第7～12周。

此阶段患者摘除吊带，但摘除吊带后早期的训练均应保持在肩关节平面以下，且以肩关节的主动活动训练为主。鼓励患者参与日常生活活动，可以进行手指爬墙和棒操训练。

（1）手指爬墙：面对墙站立，患侧手扶墙面，手指向上攀爬，循序渐进。每次10～20个往返，每天3～5次。

（2）棒操训练：患者平卧于床上，患侧肘关节屈曲90°并紧贴在体侧。健侧手用一根木棒引导患侧手掌，向远离身体中线的方向平移，达到舒适的最大范围后维持5秒。4次为1组，每天练习2组。

（3）肩关节各个方向的主动活动训练。

第3阶段：术后第12周后。

此阶段患者可进行抗阻训练和牵伸练习（前2个阶段的练习），一直持续至术后1年。

（1）哑铃锻炼：患肢持2～3kg的哑铃行肩关节外展、上举练习，可以随着音乐的节奏进行锻炼。8节为1组，每天1～2组。

（2）抗阻锻炼：两臂做划船动作或游泳动作，用弹力带进行抗阻运动。

（3）重锤或弹簧拉力计练习：通过提拉重锤或使用弹簧拉力计来强化肩部的力量。上午、下午各进行1次。每周至少训练3次，持续至术后1年，或直至医生建议停止。

三、肩袖钙化性肌腱炎的手术护理

术前及术后护理参见“肩袖损伤的手术护理”。本部分介绍肩袖钙化性肌腱炎的术后康复训练。

根据患者的具体情况，由医生制订详细的训练计划，康复治疗师教会患者及其家属，让家属协助练习。告知患者康复训练是一个漫长而艰辛的过程，应循序渐进，不可操之过急，锻炼后进行冰敷。具体的康复训练方案如下。

第1阶段：术后第1～6周。

（1）被动活动度训练：对于进行肩袖修补的钙化性肌腱炎患者，术后第1天开始进行肩关节的被动活动度锻炼，包括屈上举、体侧外旋练习、钟摆运动。3周后开始外展内旋、外展90°外旋练习。

（2）肌力训练：术后第3周开始进行仰卧位三角肌训练，术后第5周开始进行内外旋等长训练。

第2阶段：术后第7～12周。

（1）主动活动度训练：摘除吊带后进行主动活动度训练，如棒操、滑轮、肩梯运动。

（2）肌力训练：继续进行站立位三角肌训练和本体感觉训练。

第3阶段：术后第13周及以后。

抗阻肌力训练：接受肩袖修补的患者术后第13周开始进行弹力带、训练球和站立位哑铃的训练；对于单纯肩袖钙化性肌腱炎钙化灶清理术后的患者，在摘除吊带后3～4周可以利用赛乐弹力带（Thera-band）进行训练。

四、肩关节上盂唇前后部损伤的术后护理

术前及术后护理参见"肩袖损伤的手术护理"。本部分以第Ⅱ型SLAP损伤为例，介绍具体的康复训练方案。

第1阶段：术后第1～4周。

患肩制动，暂不行肩部锻炼，被动和主动活动患侧其余关节。术后第2天进行手部主动屈伸功能锻炼，包括握拳、分合手指、屈伸腕关节，逐渐增加手部力量。同时进行前臂旋前－旋后训练、肘关节被动屈曲训练、伸肘离床一拳。避免肱二头肌过度主动收缩，避免肩关节外旋、伸展或外展。

第2阶段：术后第5～8周。

此阶段进行肩关节锻炼，以恢复肩关节的活动度。鼓励患侧手参与日常生活活动。术后第5周开始进行无痛肩关节活动度的训练，肩关节可进行被动、助力至主动的前屈、外展和弯腰钟摆练习，前屈可超过90°。被动活动由患者自己用健肢协助完成，根据疼痛感觉控制

用力程度；主动活动时，动作宜平衡、缓慢，尽可能在达到最大幅度后稍加维持；助力活动由健肢徒手或通过棍棒、滑轮和绳索等简单装置，对患肢的主动活动施加辅助力量，该活动兼有主动和被动活动的特点。

第3阶段：术后第9～12周。

逐渐增加患肩的活动度，开始力量训练。要求达到肩关节无痛全范围活动，暂不行肌力锻炼。

第4阶段：术后第12周后。

此阶段要达到肩关节各个方向的全范围活动，可以进行前屈、外展、后伸、内旋和外旋等各个方向的抗阻肌力练习。此外，借助弹力带、哑铃进行肩周肌肉的抗阻练习，同时进行本体感觉训练。至术后第20周时恢复至原先的工作运动水平。训练过程中应根据疼痛感觉控制用力程度，以引起轻度疼痛感为宜。

第五节　术后康复

一、肩关节外展支具使用

肩关节外展支具是肩关节术后康复最常见的保护支具。作为一种静态固定式肩矫形器，其在现有枕形肩关节外展支具的基础上增加活动式后托板，改变腰部接触面的弧度及腕关节托板的弧面，满足患者在站立位、卧位、半卧位、移动、翻身、下床、活动、康复等运动状态下仍保持有效的肩关节外展角度要求，增加舒适度，使修复的肩袖组织在无张力的状态下愈合，可提高临床康复护理效果。

1. 肩关节外展支具结构

肩关节外展支具由肩关节外展支架和固定带两部分组成：外展支架较宽一端为前端，较窄一端为后端；固定带分为腰带、肩带、前臂带，其中宽度最宽的为腰带，长度最长的为肩带，最短的3条为前臂带（图4-9）。

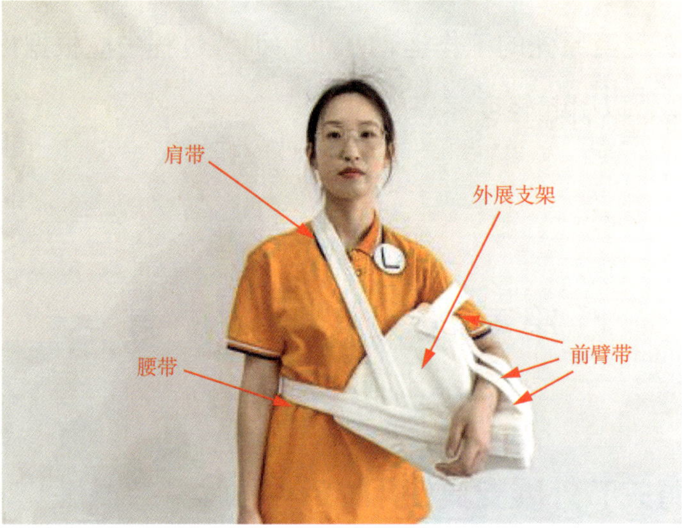

图4-9　肩关节外展支具结构

2. 肩关节外展支具适用范围及佩戴流程（图4-10）

（1）适用范围：肩袖损伤、肩关节脱位、肱骨大结节骨折、肩部创伤等术后。

（2）佩戴时机：术后及出院后康复期间下床活动时。

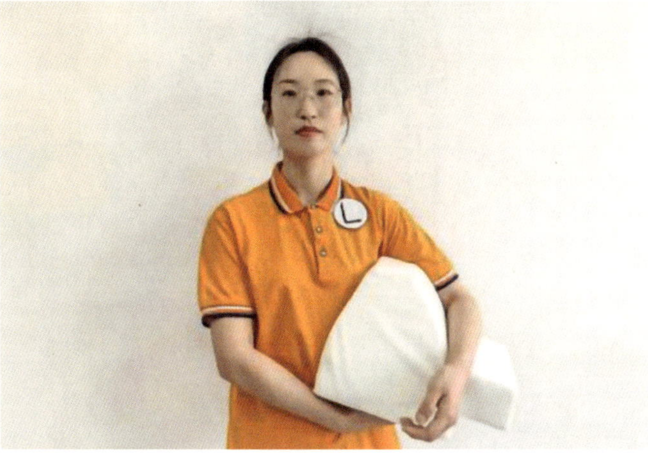

（a）

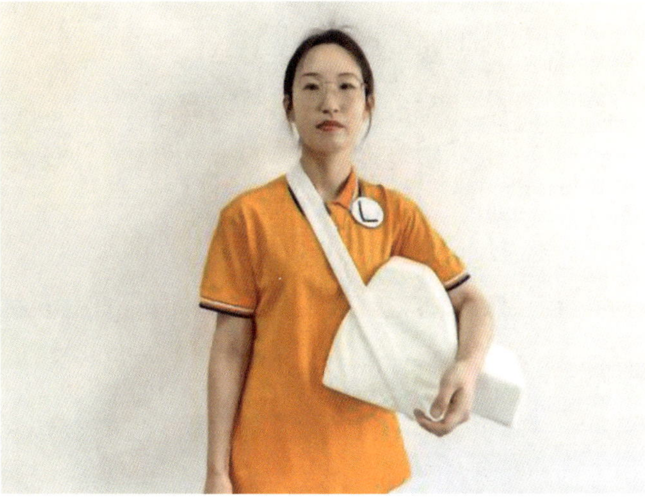

（b）

图4-10　肩关节外展支具佩戴流程

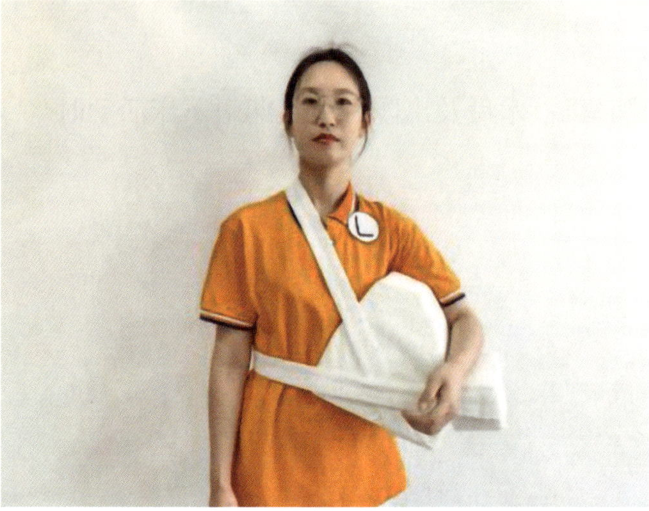

（c）

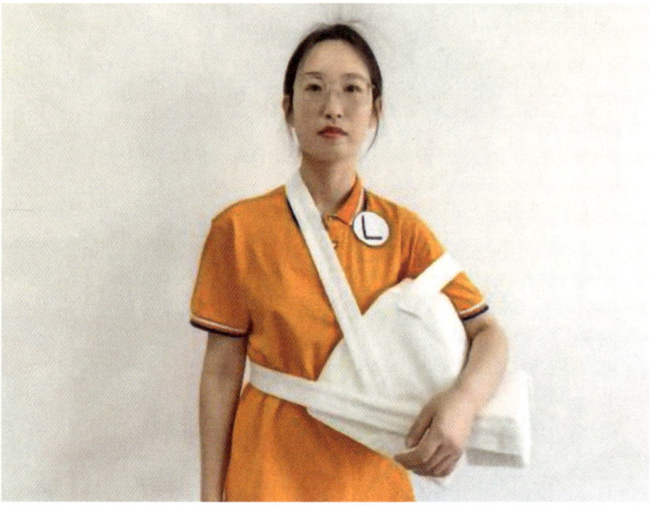

（d）

图4-10　肩关节外展支具佩戴流程（续）

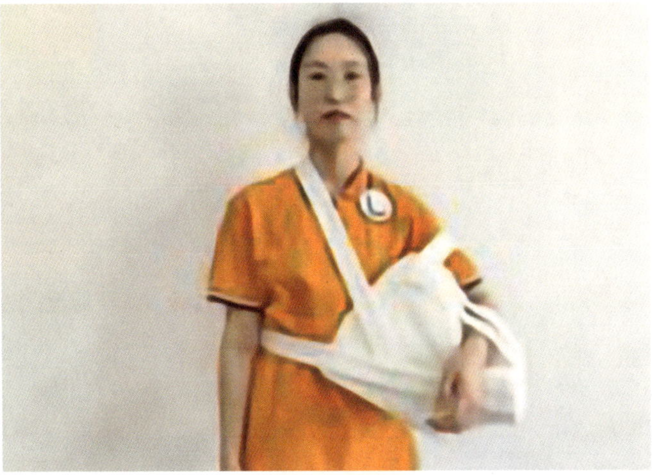

（e）

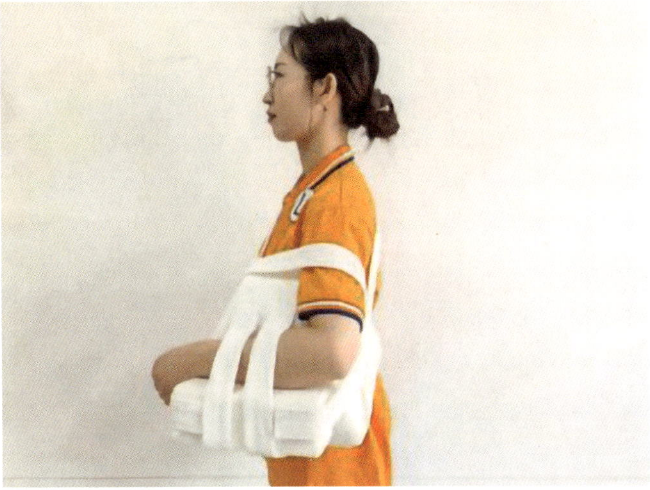

（f）

图4-10　肩关节外展支具佩戴流程（续）

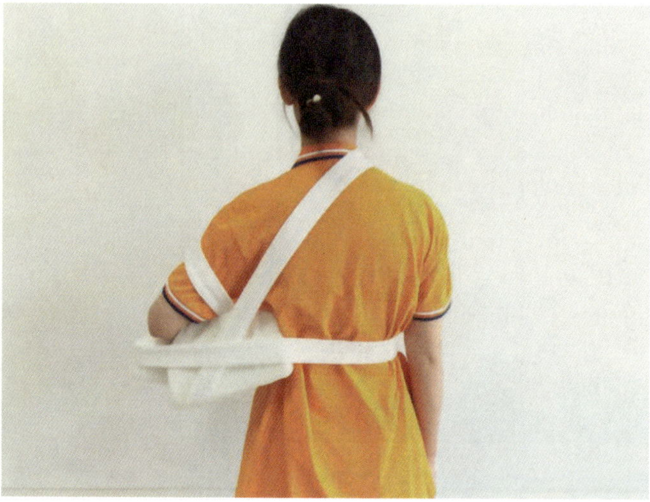

（g）

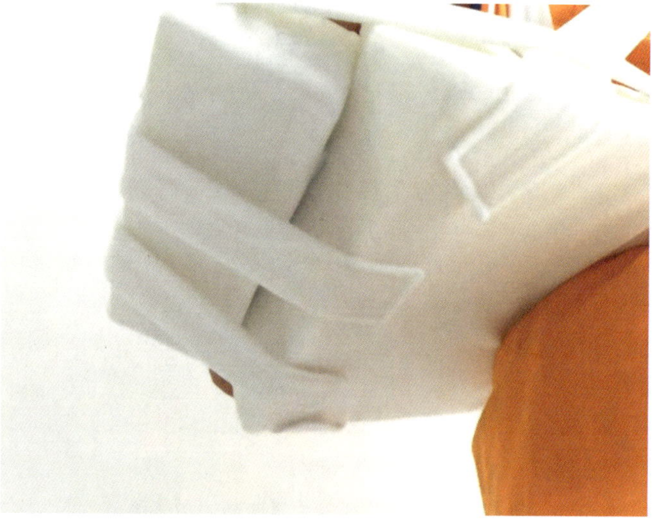

（h）

图4-10　肩关节外展支具佩戴流程（续）

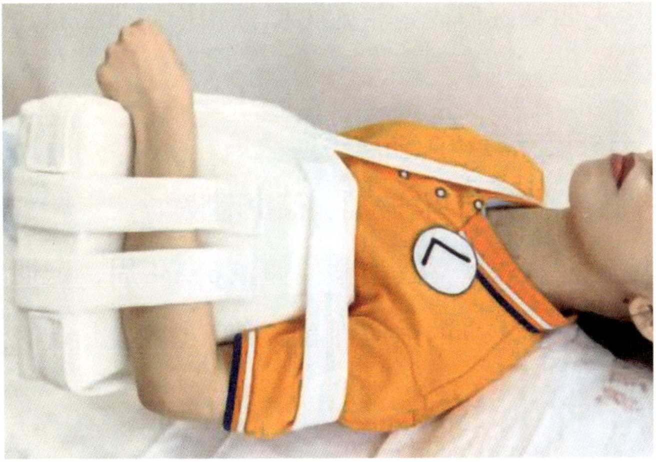

（i）

图4-10　肩关节外展支具佩戴流程（续）

（3）佩戴目的：①固定术肢、限制关节活动以保护术肢，促进肢体功能恢复。②减轻肢体局部承重，促使病变组织愈合。

（4）他人协助佩戴支具流程：①患者取坐位或者站立位，术侧肘关节屈曲90°，肩关节缓慢外展30°～45°、前屈30°左右。②患者用健侧手托住术侧前臂，协助者将外展支架放在患者腰部，患者前臂放在支架外固定槽上，轻微调整支架佩戴高度和前后位置，以患者感觉舒适为宜。③患者用健侧手托住外展支架。④协助者先为患者佩戴肩固定带，再为患者佩戴腰固定带，最后为患者佩戴前臂固定带。

（5）单人佩戴支具流程：①在床上摆放好支具，患者取坐位，术侧肘关节屈曲90°，肩关节缓慢外展0°～45°、前屈30°左右，健侧手取支具放在腰上。②将术侧肘放在支具固定槽上，用健侧手托住外展支架轻微调整支架佩戴高度和前后位置，以患者感觉舒适为宜。

③患者健侧手先佩戴好肩固定带，再佩戴腰固定带，最后佩戴前臂固定带。

3. 肩关节外展支具佩戴注意事项

（1）操作过程中注意动作轻柔，保护术肢。

（2）术后肩关节外展支具通常要佩戴6～8周，定期复诊，由医生或康复治疗师评估支具的适应性和肩关节的恢复情况，适时调整佩戴时间和方式。

（3）进行康复训练时要先取下支具。

（4）佩戴支具位置要准确，松紧要适度，绑带要粘贴在支架上。

（5）注意固定绑带是否牢固，对软组织有无卡压，对皮肤有无摩擦等。

（6）保证支具有效固定，注意观察支具使用后的效果，以便及时调整或更换新支具。

（7）注意皮肤的清洁与护理，定期检查皮肤情况，使用柔软的衬垫或保护性贴片，减轻支具对皮肤的直接压力。

二、常见术后康复训练方法

1. 术后1～2周康复训练

（1）站立位肩关节被动外旋训练：患者站立位，患侧肘关节屈曲90°并紧贴在体侧。操作者扶住患者患侧肘部及前臂，在维持患侧肘关节紧贴体侧的同时，尽力向外推患者患侧手，达到最大限度后维持2分钟，然后逐渐回到休息位（图4-11）。

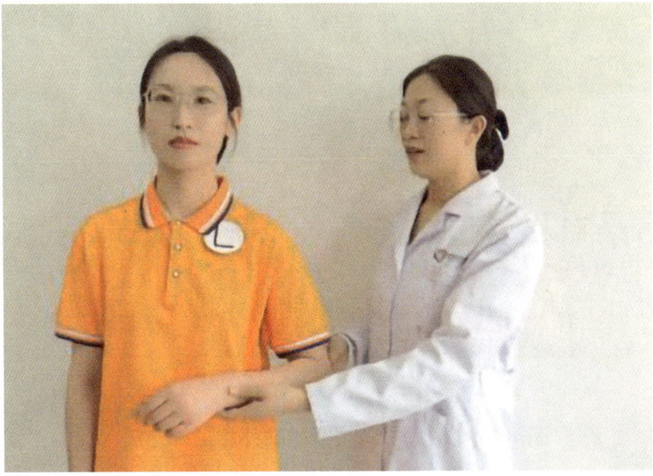

（a）

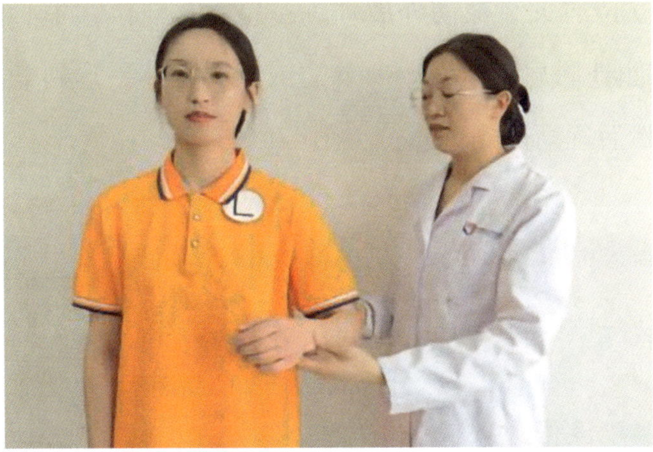

（b）

图4-11 站立位肩关节被动外旋训练

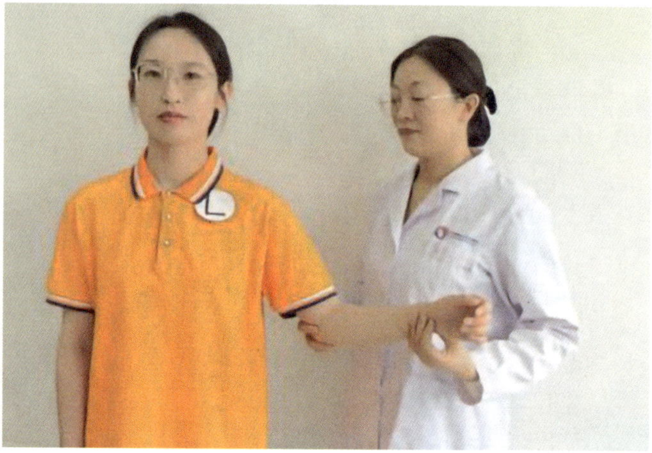

（c）

图4-11　站立位肩关节被动外旋训练（续）

（2）站立位肩关节被动外展训练：患者站立位，手心朝下，肘部伸直，在体侧外展肩关节，不要耸肩或倾斜身体，达到最大限度后维持2分钟，然后逐渐回到休息位（图4-12）。

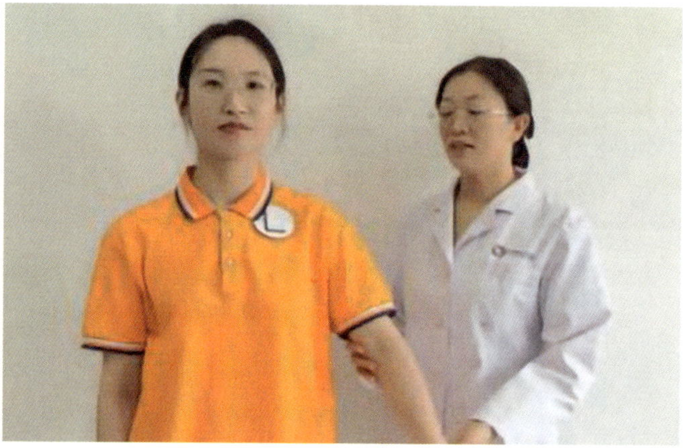

（a）

图4-12　站立位肩关节被动外展训练

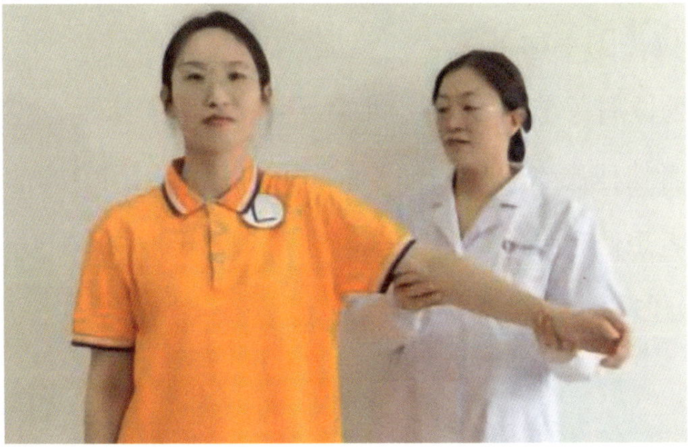

（b）

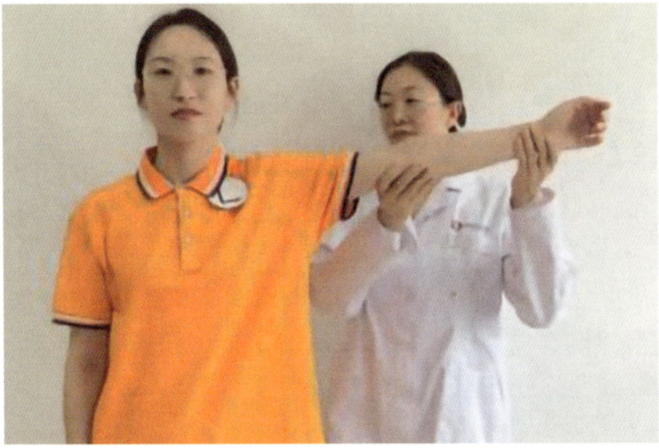

（c）

图4-12　站立位肩关节被动外展训练（续）

（3）仰卧位肩关节被动外旋训练：患者平卧于床上，患侧肘关节屈曲90°，并紧贴在体侧。操作者扶住患者患侧肘部及前臂，在维持患侧肘关节紧贴体侧的同时，尽力向外推患者患侧手，达到最大限度后维持2分钟，然后逐渐回到休息位（图4-13）。

（4）仰卧位肩关节被动外展训练：患者平卧于床上，肘部伸直，在体侧外展肩关节，不要耸肩，达到最大限度后维持2分钟，然后逐渐回到休息位（图4-14）。

（5）仰卧位肩关节被动前屈训练：患者平卧于床上，患侧上肢放于体侧。操作者扶住患者患侧肘部及前臂，在患者不用力的情况下，操作者用力使患者患侧上肢平直上举至直立（与躯干成90°），并在该角度维持5秒（图4-15）。

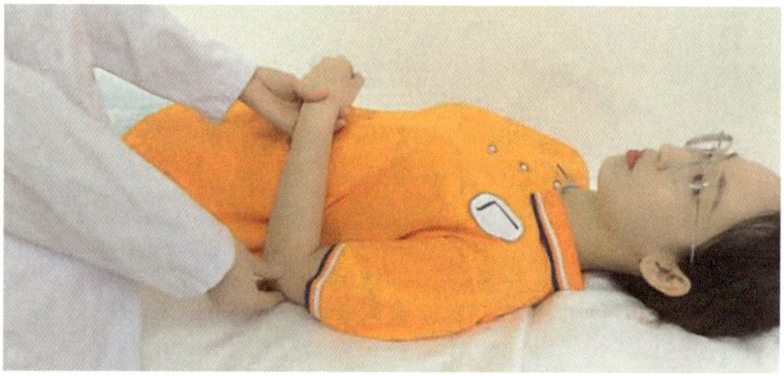

（a）

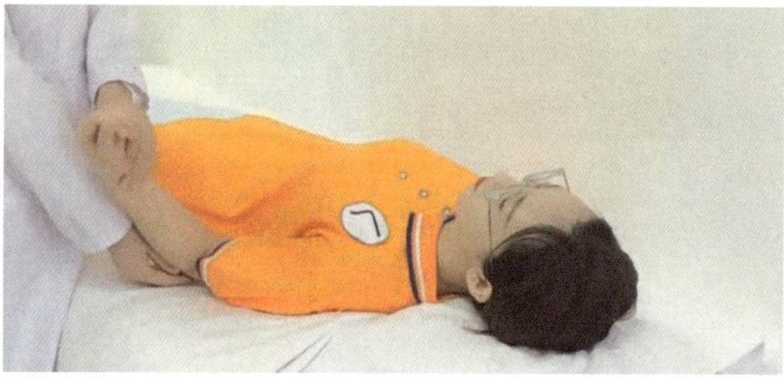

（b）

图4-13　仰卧位肩关节被动外旋训练

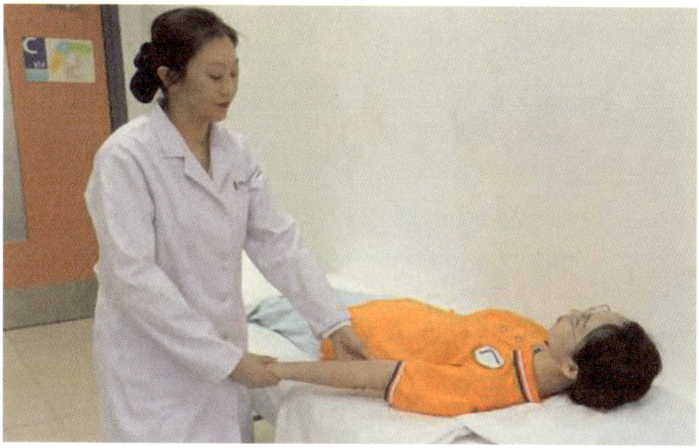

（a）

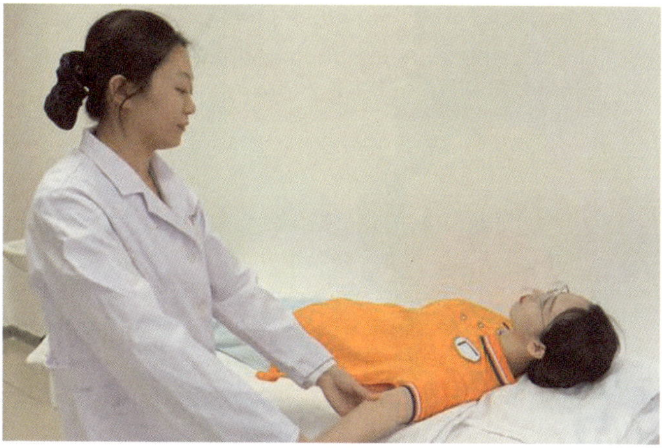

（b）

图4-14　仰卧位肩关节被动外展训练

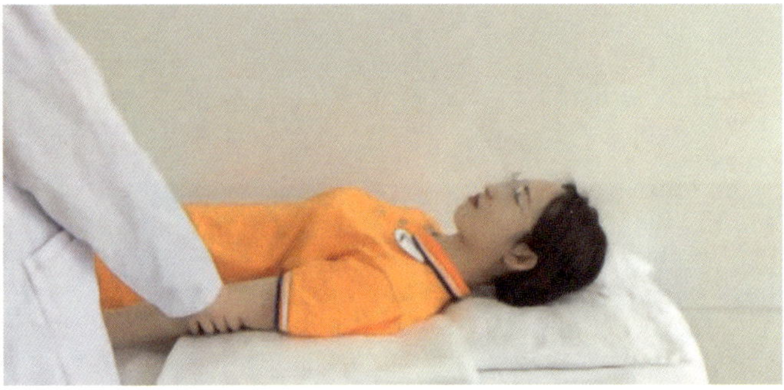

（a）

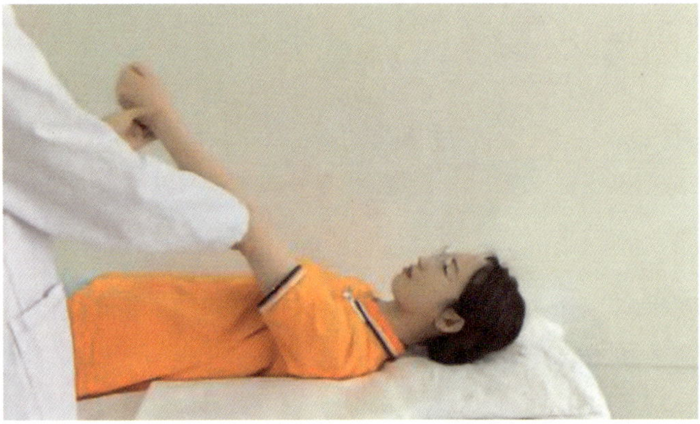

（b）

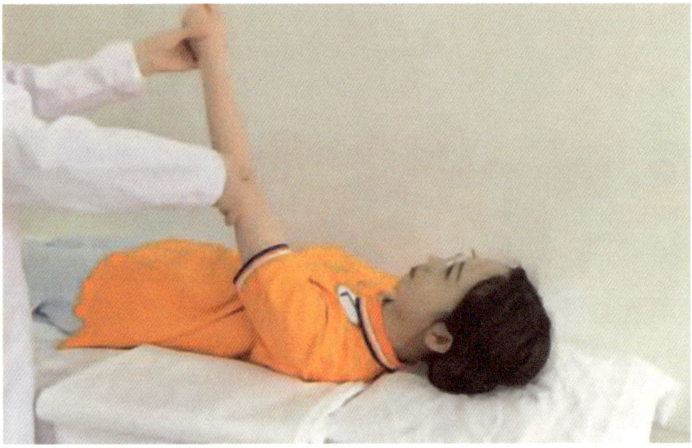

（c）

图4-15　仰卧位肩关节被动前屈训练

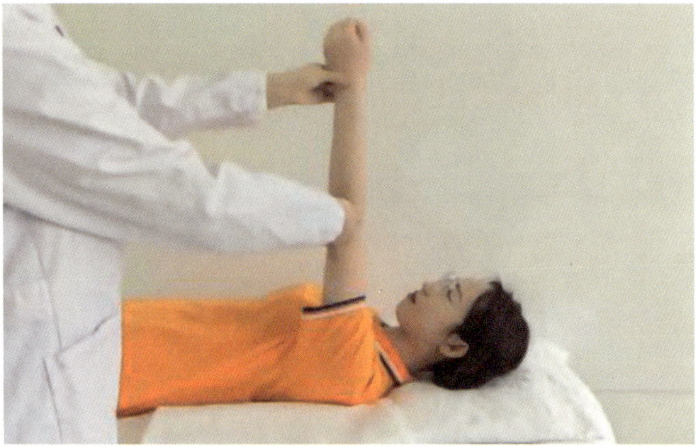

（d）

图4-15　仰卧位肩关节被动前屈训练（续）

（6）仰卧位肩关节被动上举训练：患者平卧于床上，患侧上肢放于体侧。操作者扶住患者患侧肘部及前臂，在患者不用力的情况下，操作者用力使患者患侧上肢平直上举至最大角度，并在该角度维持5秒（图4-16）。

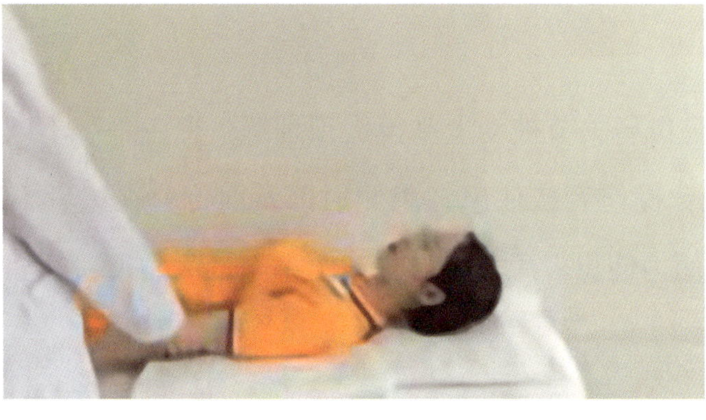

（a）

图4-16　仰卧位肩关节被动上举训练

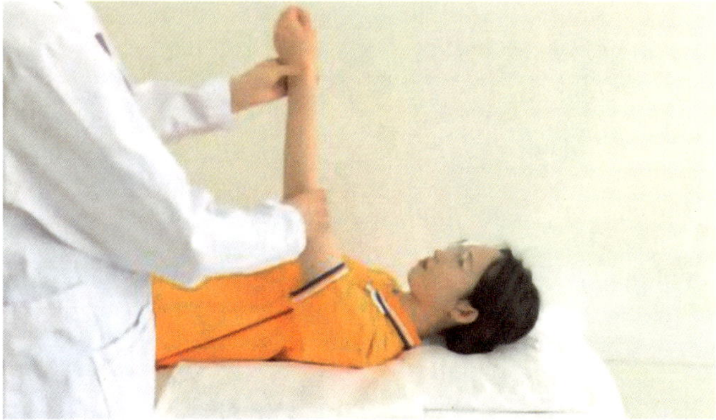

（b）

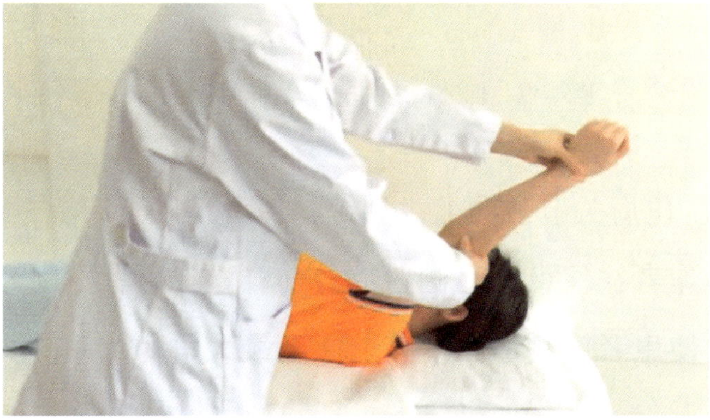

（c）

图4-16　仰卧位肩关节被动上举训练（续）

（7）仰卧位肩关节被动上举摸头顶训练：患者平卧于床上，患侧上肢放于体侧。操作者扶住患者患侧肘部及前臂，在患者不用力的情况下，操作者用力使患者患侧上肢平直上举至最大角度，并屈肘摸头，维持5秒（图4-17）。

（8）腕、肘、手指关节主动活动度训练：患侧手指用力握拳，持续5秒，然后用力伸手指，持续5秒（图4-18）。连续锻炼20次，每天3次。练习腕关节的屈伸（图4-19）、前臂的旋转，以及肘关节的屈伸（图4-20）。

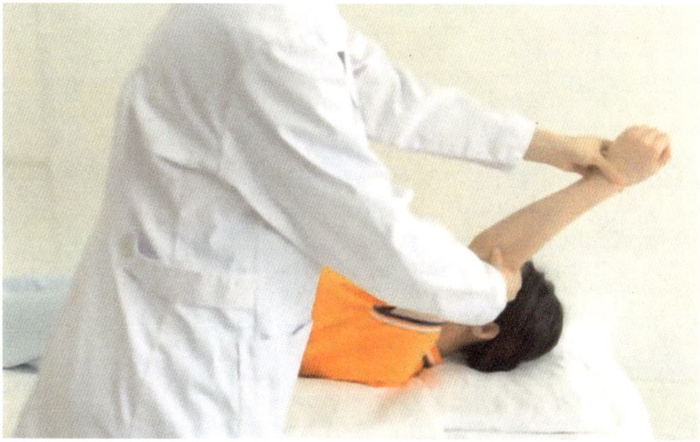

（a）

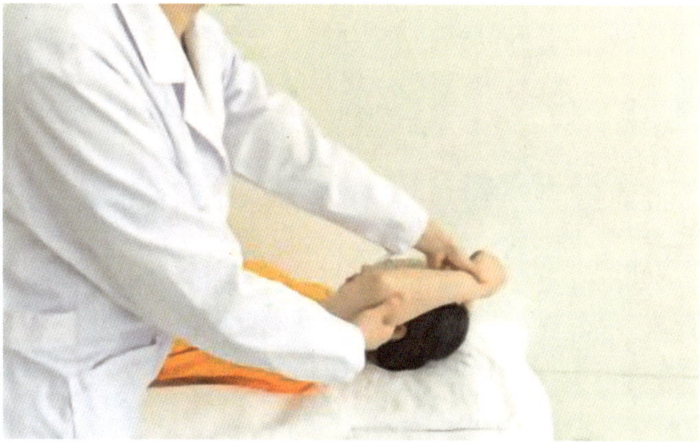

（b）

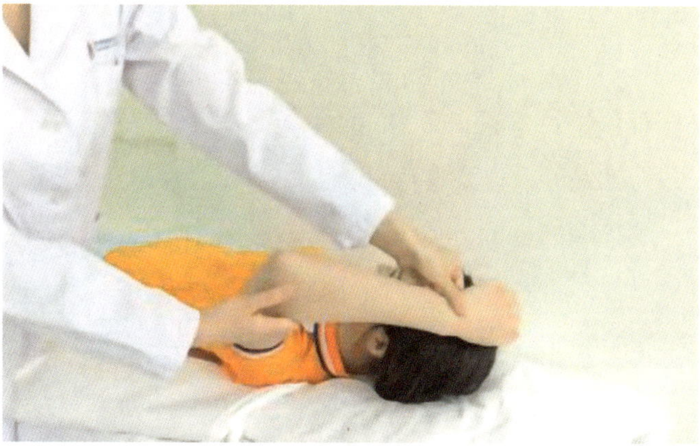

（c）

图4-17　仰卧位肩关节被动上举摸头顶训练

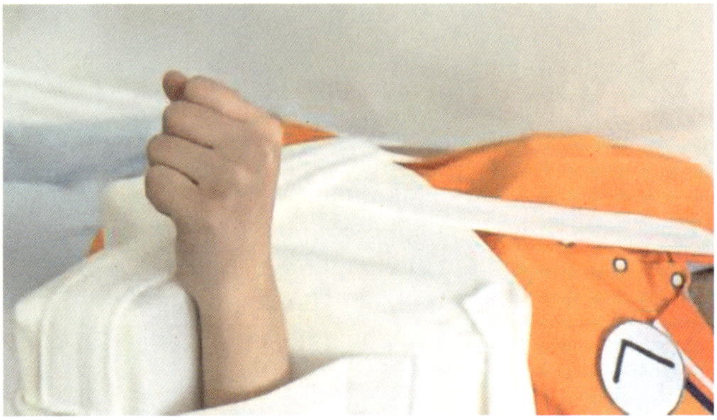

（a）

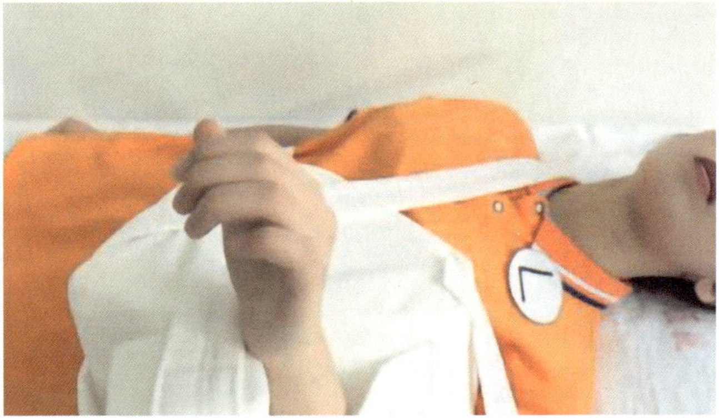

（b）

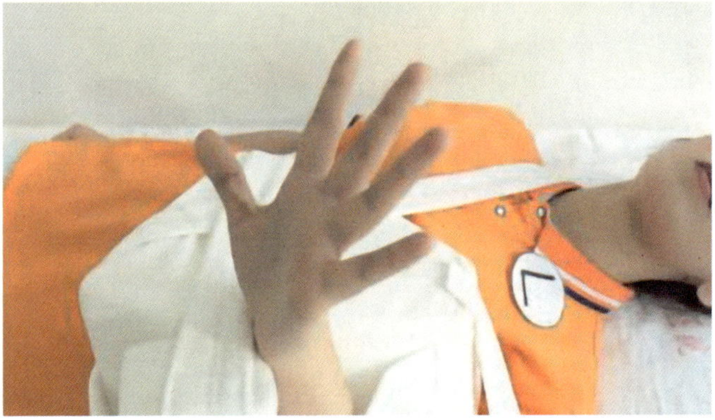

（c）

图4-18　指屈伸训练

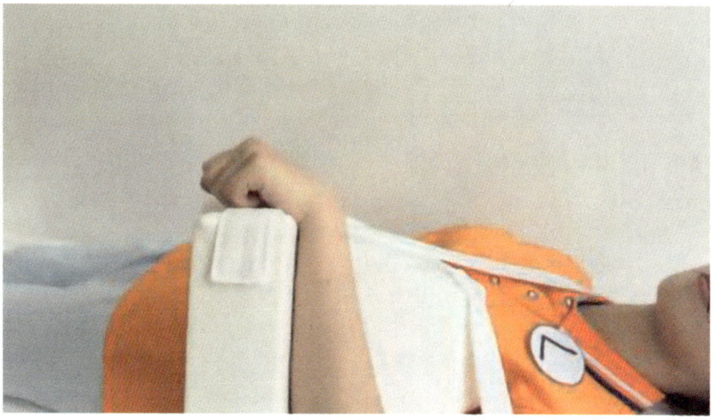

（a）

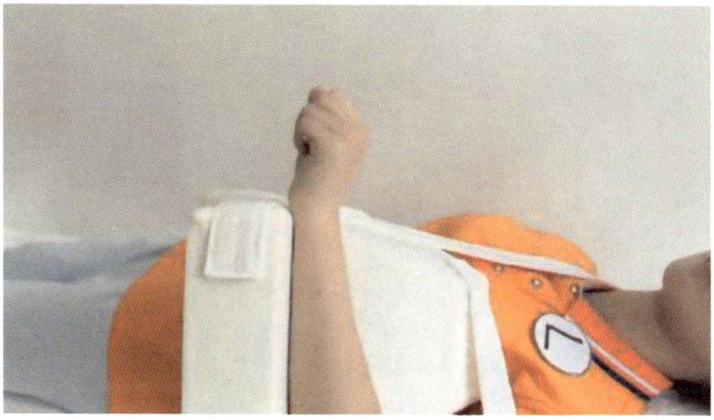

（b）

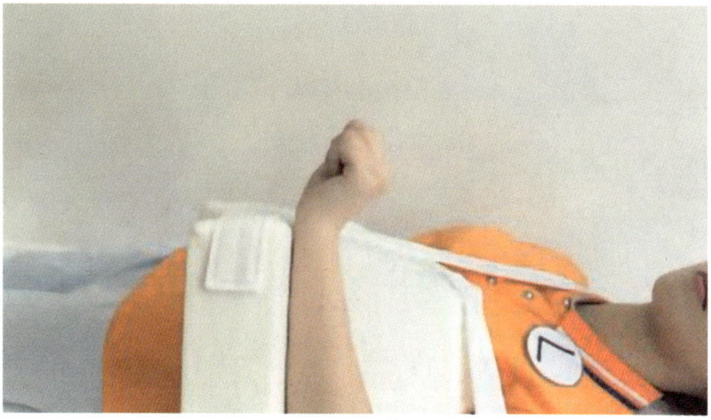

（c）

图4-19　腕屈伸训练

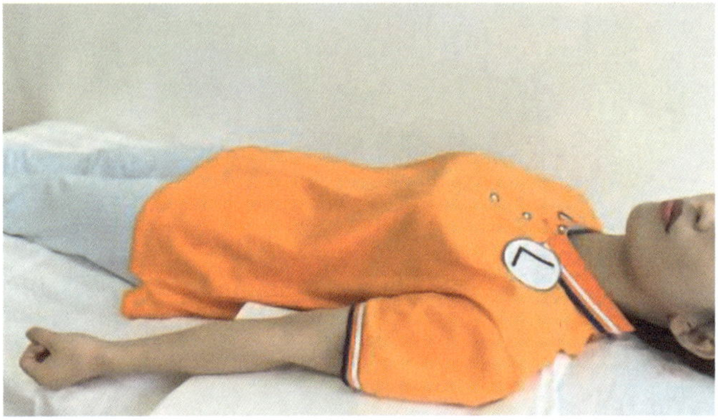

（a）

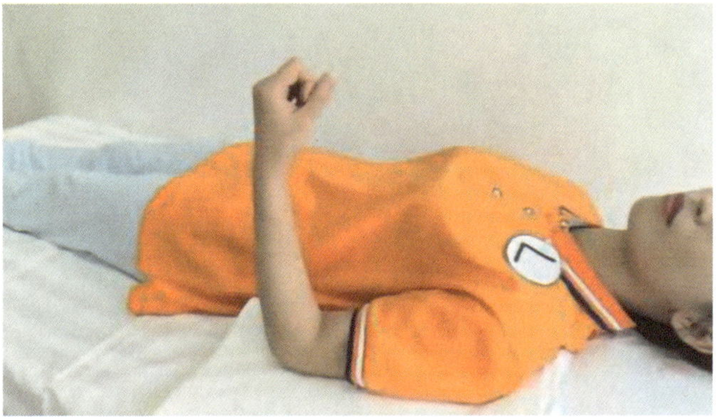

（b）

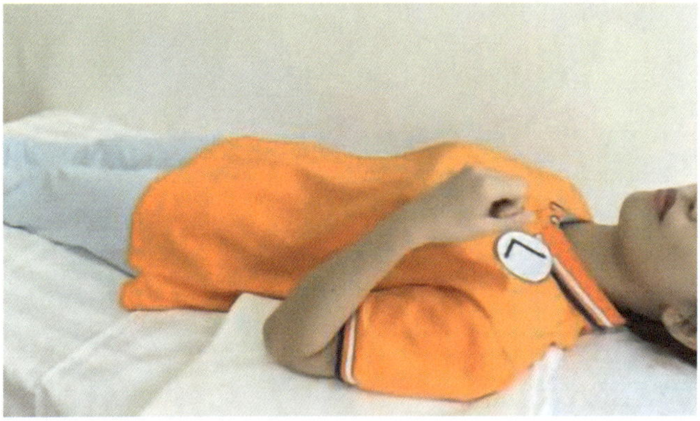

（c）

图4-20　肘屈伸训练

2. 术后2～6周康复训练

（1）站立位耸肩训练：患者站立位，两脚分开与肩同宽，吸气肩部上提，持续3秒，呼气放松（图4-21）。

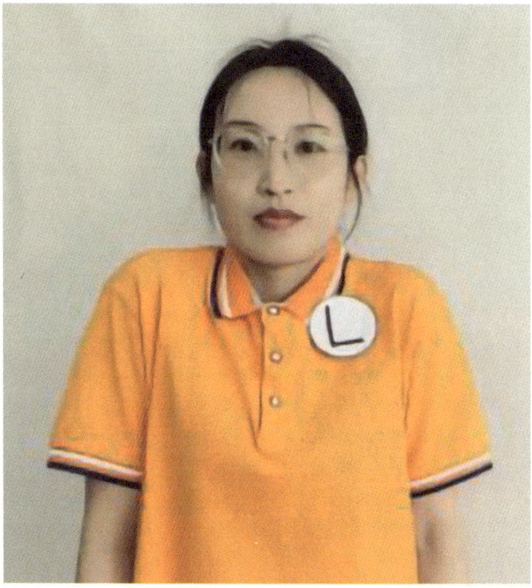

（a）

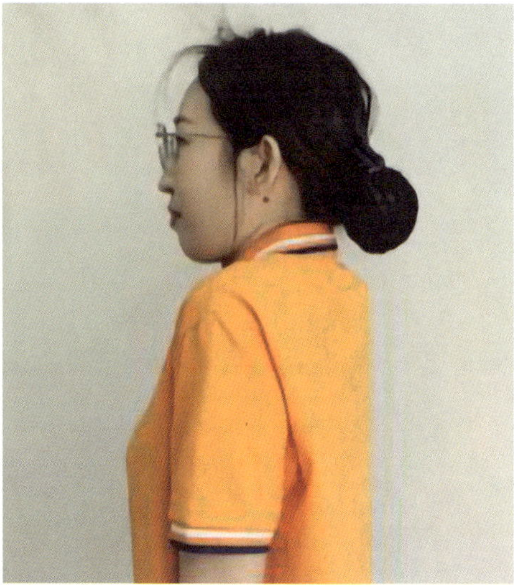

（b）

图4-21　站立位耸肩训练

（2）站立位扩胸训练：患者站立位，两脚分开与肩同宽，屈肘握拳，肩部向后发力，持续3秒（图4-22）。

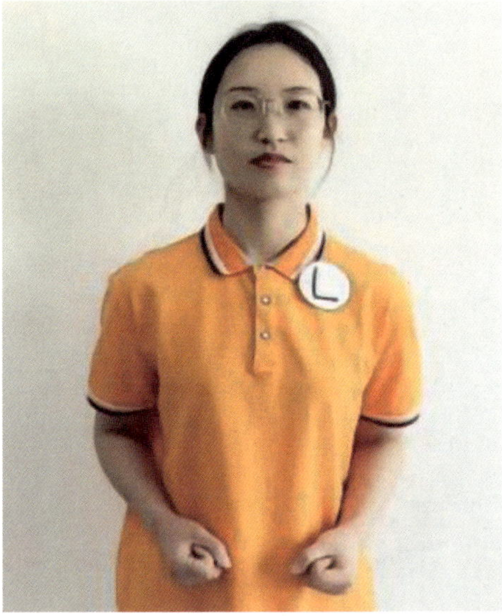

（a）

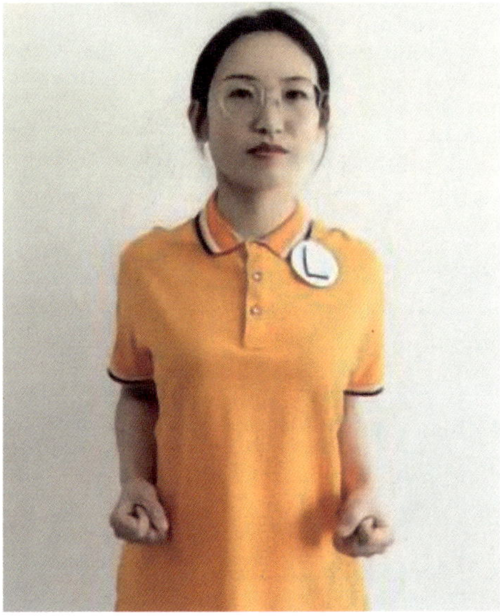

（b）

图4-22　站立位扩胸训练

3. 术后6～12周康复训练

（1）站立位肩关节主动外旋训练：患者站立位，患侧肘关节屈曲90°并紧贴在体侧，尽力向外展开患侧手，达到最大限度后维持2分钟，然后逐渐回到休息位（图4-23）。

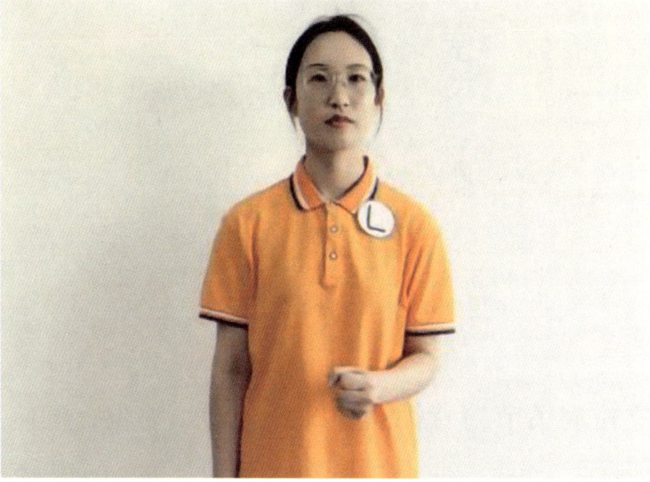

（a）

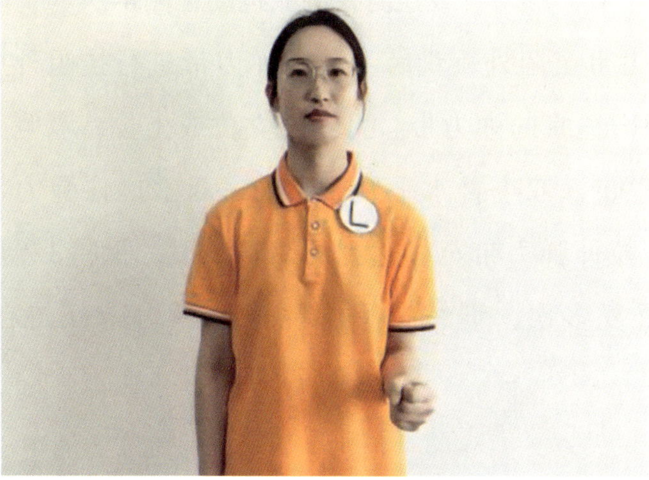

（b）

图4-23　站立位肩关节主动外旋训练

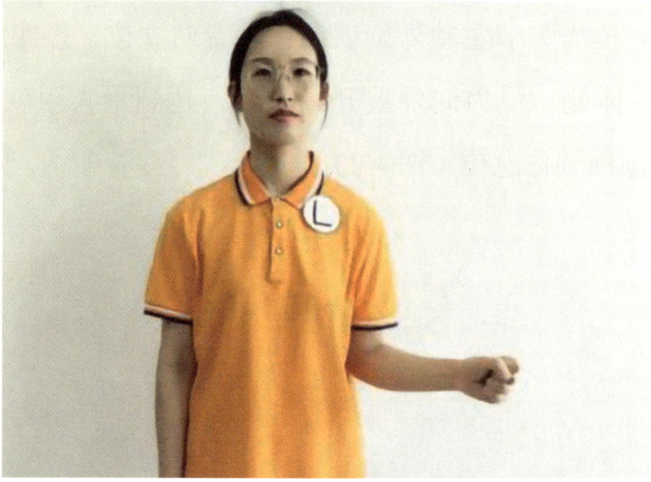

（c）

图4-23　站立位肩关节主动外旋训练（续）

（2）站立位肩关节椅背钟摆训练：患者站立位，健侧手扶椅背或桌面等稳定物品，弯腰，术侧上肢自然下垂，晃动上身，用身体的力量带动术侧上肢做顺时针或逆时针画圈运动（图4-24）。

（3）弹力带抗阻外旋训练：利用弹力带进行抗阻外旋训练。选择长度、弹力适宜的弹力带。患者站立位或坐位，双侧上臂紧贴身体，屈肘成90°，双小臂水平置于身前，双手握住弹力带两端，双小臂外展，拉伸弹力带至能达到的最长长度，保持3秒后放松，回到原位，重复多次，训练过程中注意使弹力带保持在同一高度（图4-25）。

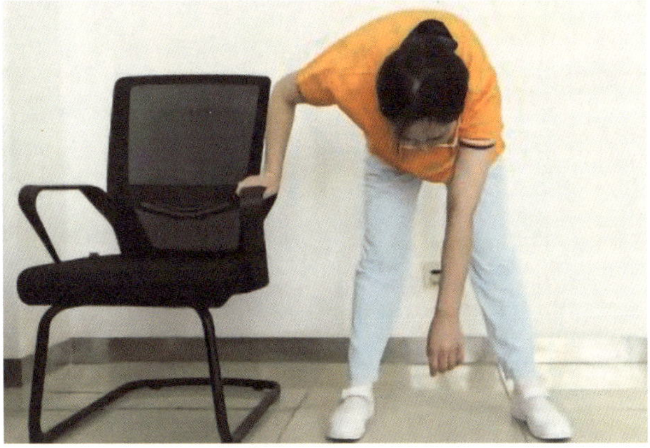

（a）

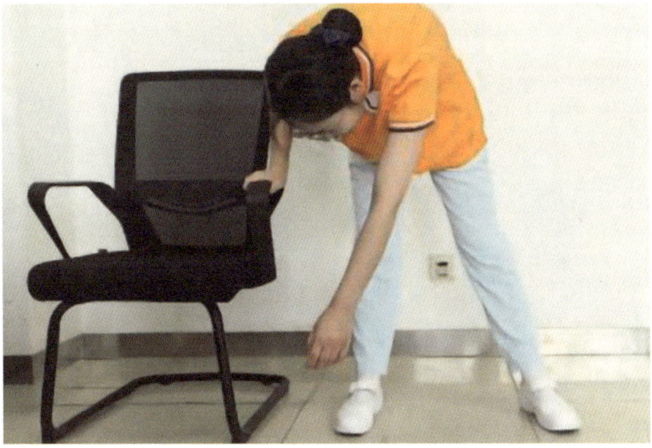

（b）

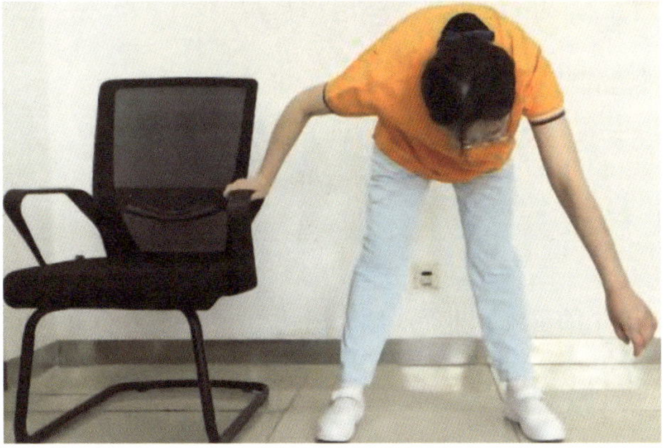

（c）

图4-24　站立位肩关节椅背钟摆训练

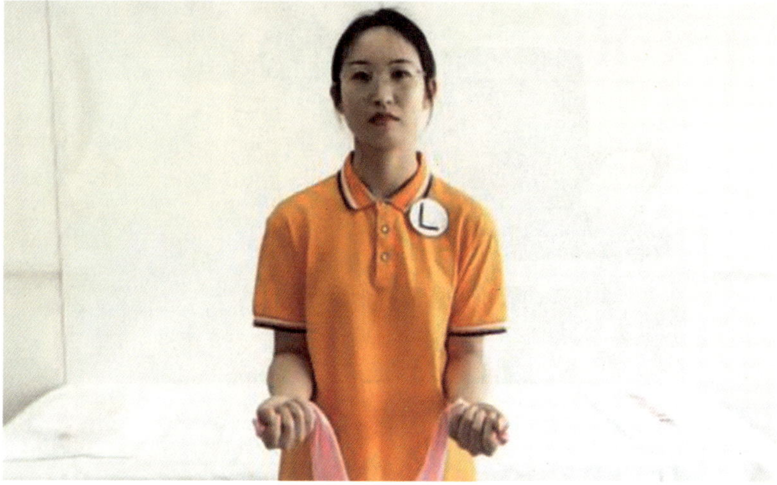

（a）

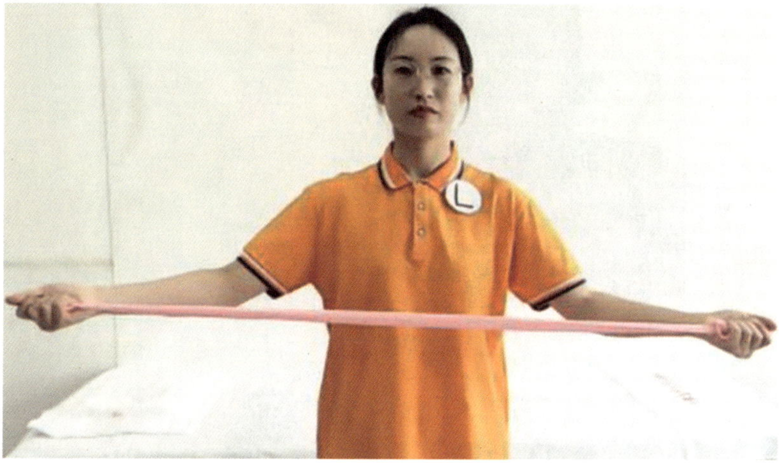

（b）

图4-25 弹力带抗阻外旋训练

（4）弹力带对角牵拉训练：将长度、弹力适宜的弹力带一端固定于桌椅等稳定物体的下方。患者站立位，健侧手扶住椅背或桌面等，患侧手握住弹力带的活动端，屈肘向斜上方拉伸弹力带至能达到的最长长度，保持3秒后放松，回到原位，重复多次（图4-26）。

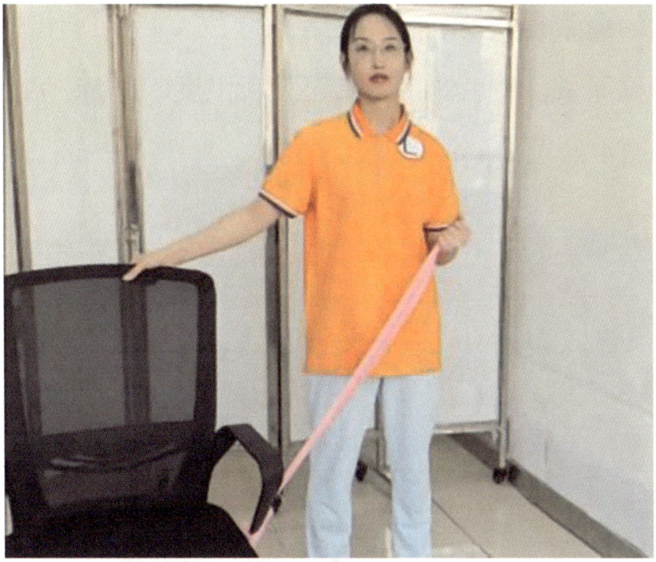

（a）

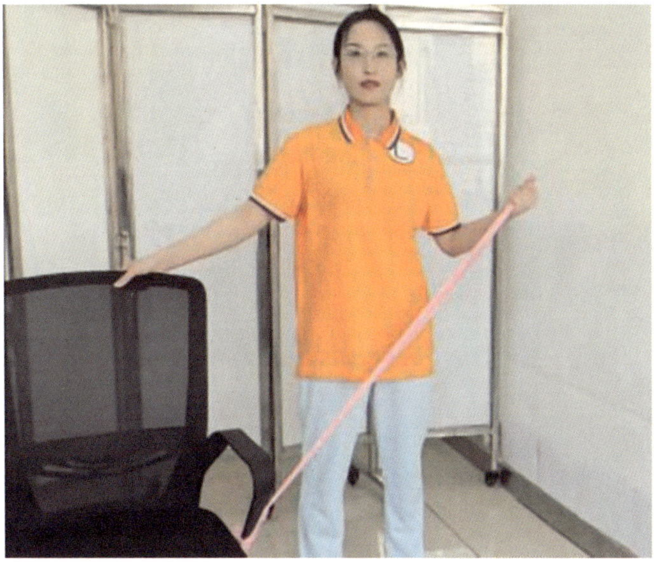

（b）

图4-26 弹力带对角牵拉训练

（5）滑轮辅助肩关节被动活动度训练：将滑轮固定在适宜高度，将适宜长度的绳索挂在滑轮上。患者站立位，两手握住绳索两端，健侧手向下牵拉绳索，使患侧手抬高至最大限度，维持5秒后回归原位，重复多次（图4-27）。

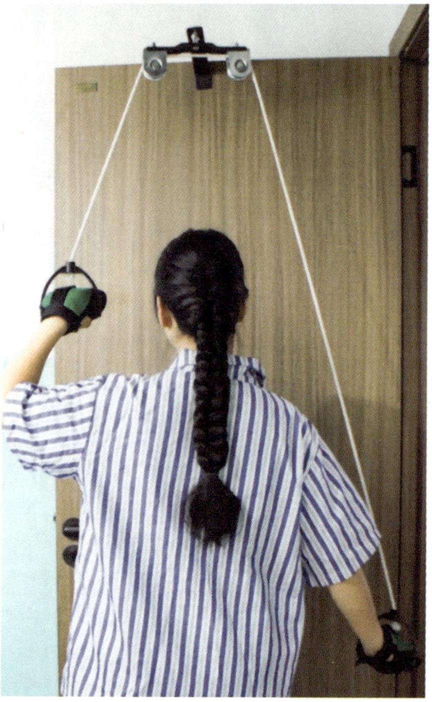

图4-27　滑轮辅助肩关节被动活动度训练

（6）棒操：利用适宜长度的木棒进行康复训练。

1）站立位肩关节主动上举训练：患者站立位，双手握在木棒适宜长度处，使木棒水平横置于身前与腰腹齐平，双手缓缓将木棒上举至能达到的最高高度，上举过程中注意使木棒保持水平，维持5秒后回归原位，重复多次（图4-28）。

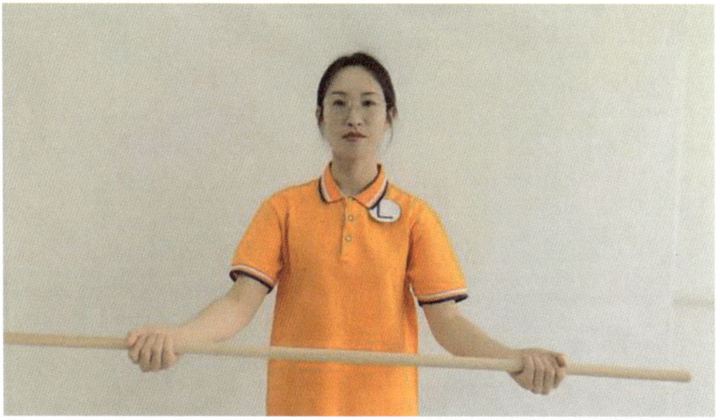

（a）

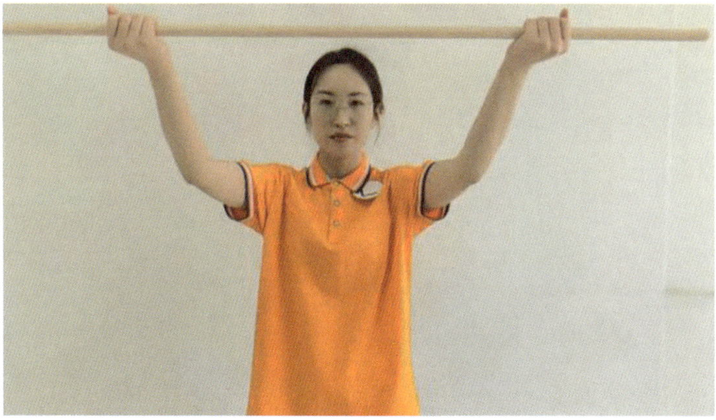

（b）

图4-28 站立位肩关节主动上举棒操

2）站立位肩关节主动外旋训练：患者站立位，双手握在木棒适宜长度处，使木棒水平横置于身前与腰腹齐平，双手将木棒缓缓平移至能达到的最大限度，保持5秒后再向反方向平移至能达到的最大限度，保持5秒，重复多次。平移过程中注意保持身体向前，不要转动腰部，仅手臂向两侧平摆（图4-29）。

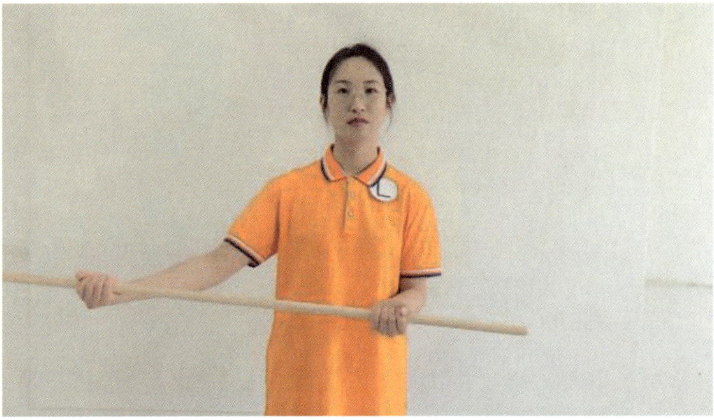

（a）

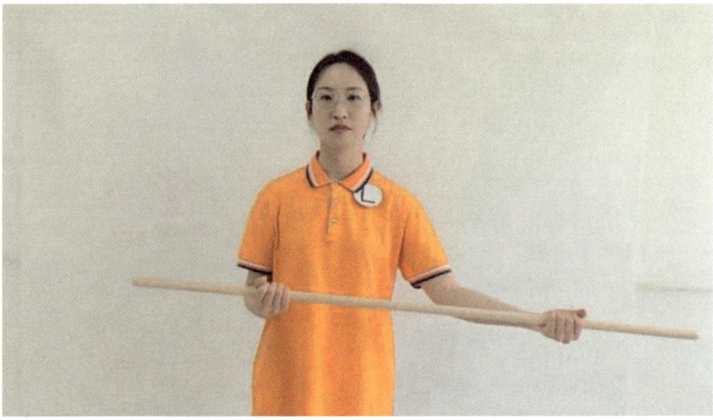

（b）

图4-29　站立位肩关节主动外旋棒操

3）站立位肩关节主动内旋训练：患者站立位，将木棒竖直置于身后，健侧手在头顶后握住木棒，患侧手于腰后握住木棒，缓缓将木棒旋转，健侧手下落，患侧手由腰后向外侧展开，再缓缓回到原位，重复多次（图4-30）。

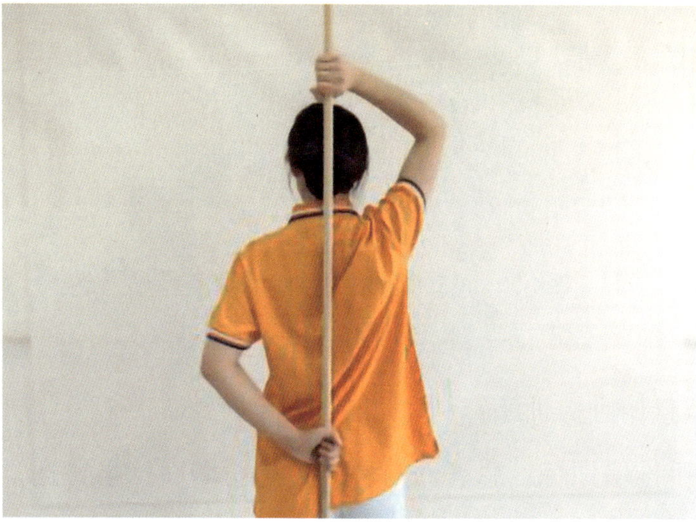

（a）

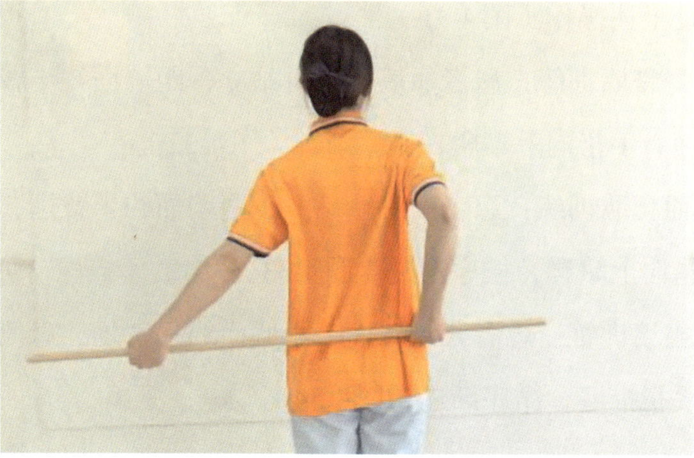

（b）

图4-30　站立位肩关节主动内旋棒操

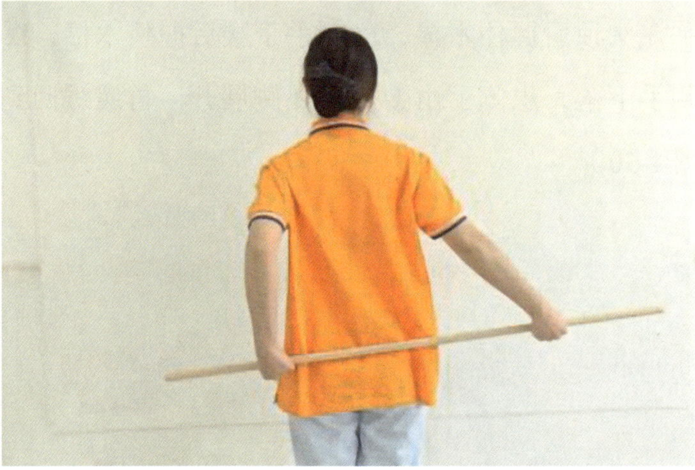

（c）

图4-30　站立位肩关节主动内旋棒操（续）

（7）墙壁俯卧撑训练：利用墙壁进行训练。

1）双手推墙训练：患者面对墙站立，距墙面约半臂远，双手扶墙面，高度可从胸部开始，双手推墙，维持5秒后回到原位，双手逐渐上移，重复上述操作（图4-31）。

2）侧身爬墙训练：患者靠墙面侧身站立，距墙面约半臂远，患侧手指抵墙面，手指向上攀爬，循序渐进（图4-32）。

3）正面爬墙训练：患者面对墙站立，距墙面约半臂远，患侧手扶墙面，手指向上攀爬，循序渐进（图4-33）。

4）反推墙训练：患者背对墙面，距墙面约一掌远，患侧手指抵住墙面，用手指推墙，循序渐进（图4-34）。

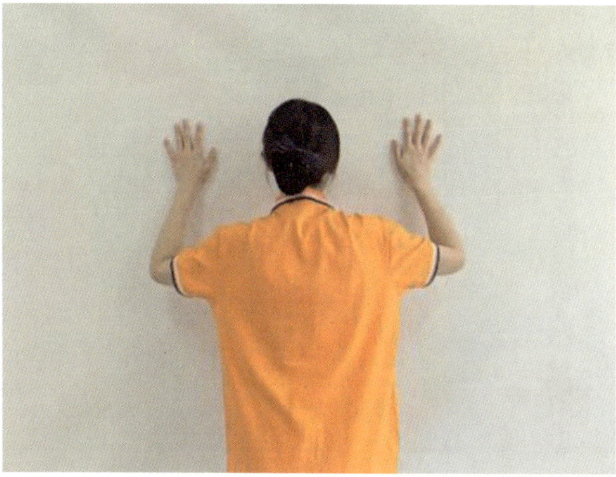

（a）

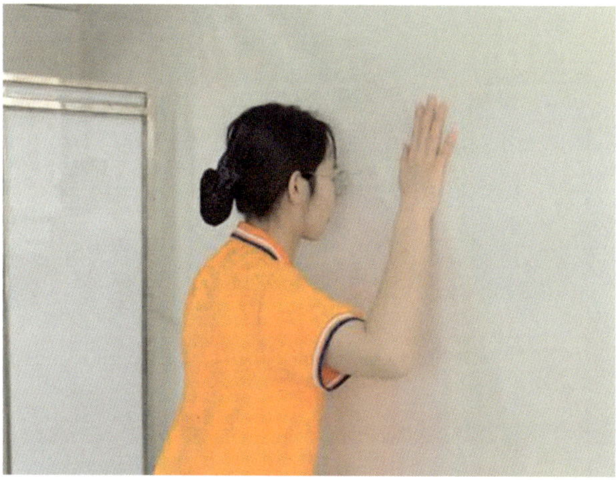

（b）

图 4-31　双手推墙训练

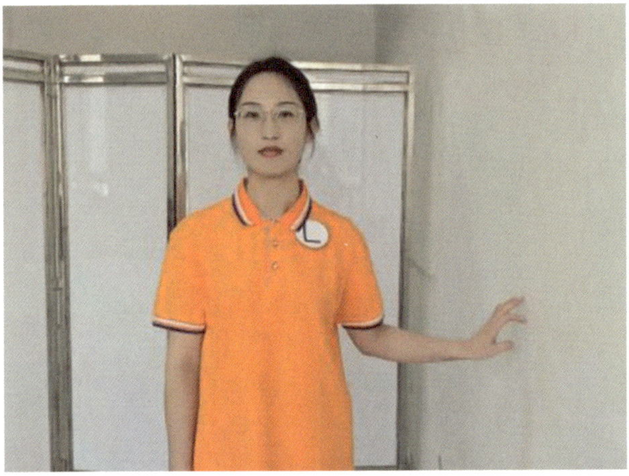

（a）

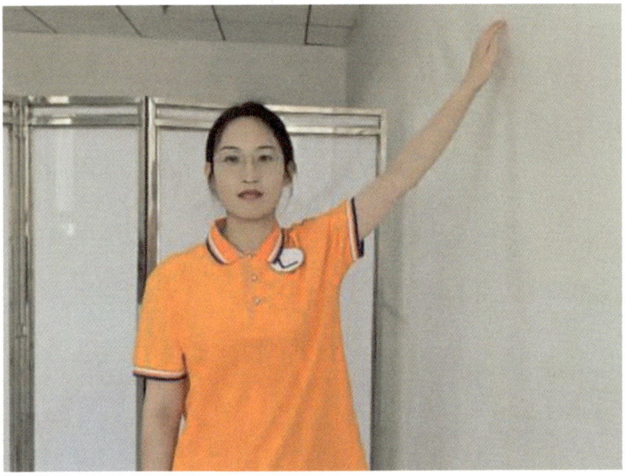

（b）

图4-32　侧身爬墙训练

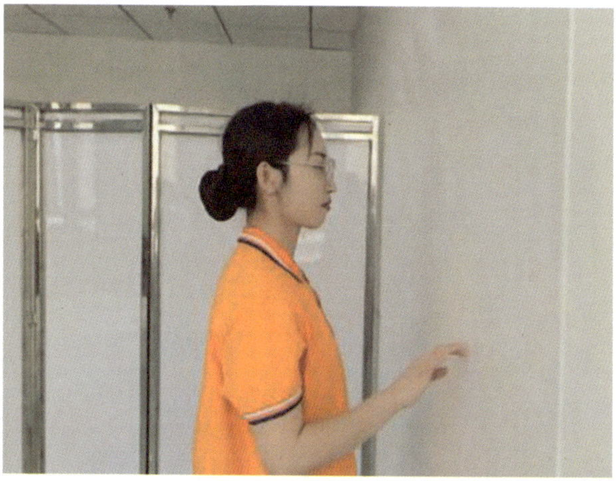

（a）

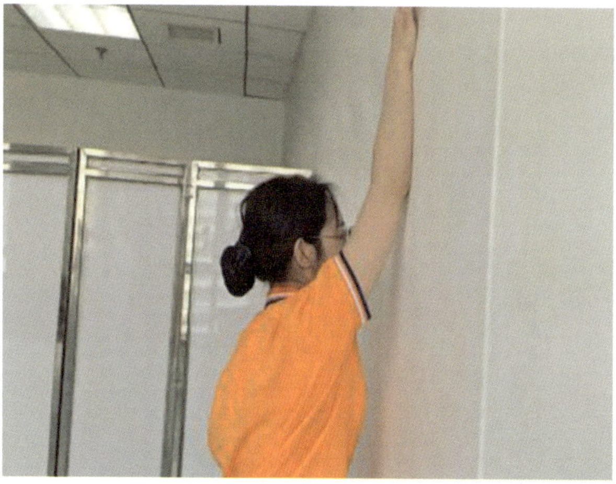

（b）

图4-33　正面爬墙训练

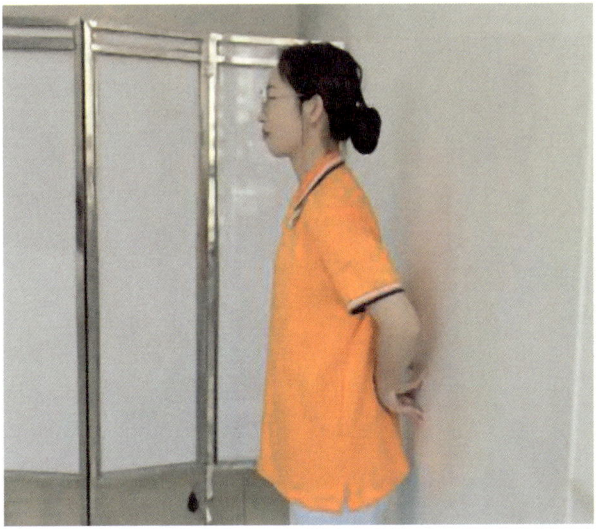

（a）

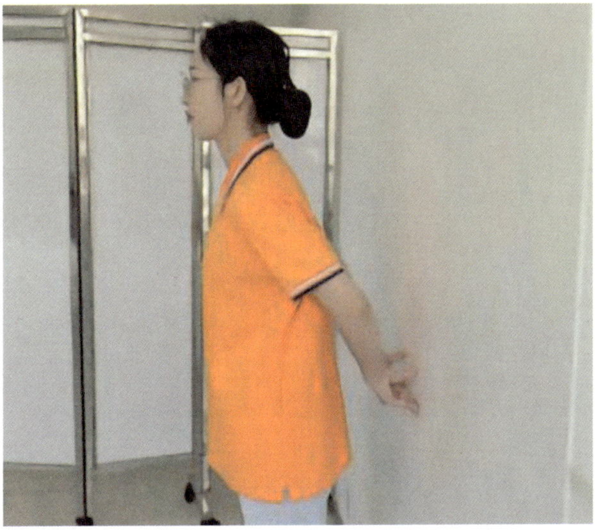

（b）

图4-34　反推墙训练

第六节　出 院 指 导

一、居家日常管理

1. 伤口换药

保持伤口干燥，建议3～4天换药一次，术后2周拆线复查。

2. 衣着与发型

建议患者选择对襟开衫式上衣和束腰型裤子，以便于术肢的穿脱（穿衣服时先穿术侧上肢，再穿健侧上肢；脱衣服时先脱健侧上肢，再脱术侧上肢）。建议女性患者剪短发并请家人帮助扣内衣带或选择前排扣内衣，可减轻术肢的负担。

3. 饮食指导

指导患者家属配合将食物形状切成便于用勺子取食的块状或丁状；指导患者正常饮食，避免过度进补，注意补充钙剂，推荐进食虾皮、牛奶、黑芝麻、海带、紫菜等富含钙的食物，同时每日补充钙片，以促进骨骼健康。若术侧为患者惯用手，则指导患者用非惯用手使用勺子或叉子进食。

4. 日常活动与物品放置

鼓励患者佩戴支具进行适当活动，保持肩部活动度。家中常用物品应放在胸口以下位置，减少术肢的过度使用。

5. 禁忌动作与肩部保暖

避免抬手举肩过头、主动屈肘等动作或提重物，防止对术侧肩部造成额外压力。强调肩部保暖，避免受凉。

6. 限制使用手机时间

建议每次使用手机不超过10分钟，减少肩颈部负担。

二、用药指导

指导患者按时服用镇痛药物，以控制疼痛，促进康复。强调药物的正确使用和不良反应。

三、技能指导

指导患者在无他人辅助的情况下正确佩戴和调整肩关节外展支具，以保护术肢并促进康复。

四、出院后治疗计划

嘱患者术后2周门诊复诊，由医生或康复治疗师评估伤口愈合及功能恢复情况，指导患者进行下一阶段康复训练计划，训练后可冰敷手术部位20分钟，注意防止冻伤。向患者强调应遵循专业指导，不可随意自行锻炼。

五、就医指导

指导患者识别伤口感染和疼痛异常的迹象，若伤口出现红、肿、热、痛或突发持续性疼痛，应立即就医，以免耽误治疗。

第七节　手术相关疑问及解答

一、什么情况下需要进行肩关节手术

通常在组织出现明显损伤甚至完全断裂、肩关节稳定性减弱、发展为慢性损伤、长期保守治疗效果不佳等情况下需要手术。

1. 出现明显损伤

肩部疼痛可能由组织损伤引起，如果经影像学检查发现肩颈部位有明显损伤组织，就需要手术治疗，保守治疗可能见效比较慢。如果组织损伤的情况比较严重，局部组织已经发生了完全断裂，也需要及时采取手术的方式治疗，否则会引发永久性损伤。

2. 肩关节稳定性减弱

肩关节受损可能会影响骨结构，使局部稳定性减弱，这种情况是保守治疗无法完全医治的，所以也需要手术治疗。

3. 发展为慢性损伤

肩关节损伤如果没有及时采取措施治疗，可发展成为慢性损伤；仅进行保守治疗一般只能控制疾病进展，无法完全治愈，所以也要及时采取手术治疗。

4. 长期保守治疗效果不佳

一些人，尤其是老年人及身体虚弱者，进行一定的保守治疗后疼痛及活动受限等症状始终得不到缓解，这种情况也需要积极进行手术治疗。

二、手术前需要做哪些准备

1. 一般检查

做肩关节手术前需要住院进行详细检查，一般需要抽血化验，以排除传染病、肝肾功能异常等情况，还应进行心电图、肺功能检查等，判断有无严重心肺疾病。

2. 充分了解

患者在做肩关节手术前应充分了解手术风险及手术后康复过程，为手术做好准备。手术中多采用沙滩椅位或侧卧位，应熟悉体位摆放方法。了解术后可能发生的并发症及其应对方法，如术后患侧肢体发生水肿时不用过于担心，往往很快就能恢复正常。

3. 控制血压

应将血压控制在合理范围内，合并高血压的患者应遵医嘱规律服用或调整降压药物。术前需要保持心情平静，前一天需要休息好，有失眠症状可以应用抗失眠药物。如果没有休息好，容易造成术中血压波动，血压过高时，可能无法进行麻醉，导致无法手术。

4. 注意个人卫生及饮食

做好个人清洁卫生工作。避免食用辛辣刺激的食物，可适当摄入牛奶等钙含量高的食物。

三、肩关节手术有哪些风险

手术的风险因手术类型和个体差异而异，可能包括感染、出血、麻醉相关问题、术后疼痛、术后肩关节僵硬、手术失败或需要再次手术等。肩关节镜手术虽然创伤较小，但仍存在一定的风险。

1. 手术风险

肩关节镜手术可以修补韧带，治疗肩关节损伤所致的疼痛。术后有可能有慢性疼痛、内固定物脱出的风险，影响手术效果。

2. 脏器损伤风险

手术对身体有创伤性刺激，有造成脏器功能衰竭的风险。如果术前就有心、肝、肾功能性疾病，手术可能造成原有疾病加重。

3. 感染、血栓等风险

术后伤口处容易被细菌侵入造成感染。术后活动量不足，可增加静脉血栓形成的风险，严重时可能导致心肌梗死、肺栓塞等疾病。

4. 麻醉风险

在手术的过程中，为了降低疼痛的感觉，通常会使用麻醉药物，这可能会引起变态反应。麻醉药造成的变态反应通常在注射麻醉药后的几分钟至一个小时内出现。通常情况下，麻醉药导致的变态反应根据程度的不同有所差异，具体可分为轻度变态反应和重度变态反应。轻度变态反应者可因组胺一过性释放过多，导致局部或全身皮肤发红，伴随出现红疹、红斑等，部分患者可能还会出现皮肤瘙痒、轻度心动过速等表现；重度变态反应者可能会因为气道黏膜水肿、气道痉挛出现呼吸困难，甚至血压骤降、循环障碍，严重时可发生心跳、呼吸骤停等变应性休克症状。因此，对麻醉药有变应史的患者术前应告知医生，以便调整治疗方案。如果已经发生麻醉药变态反应，应积极配合医生处理。

5. 软组织损伤

手术期间需要对局部软组织做切口，可能会导致局部肿胀、疼痛等。

6. 毛囊炎

术后伤口护理不当可能会诱发毛囊炎，出现局部烧灼感、分泌物增多等症状。

7. 神经炎

手术过程中有可能损伤走行于肩关节的神经，术后这些神经也可能发生合并感染，导致神经的感知功能下降。

四、手术后如何进行疼痛管理

术后的疼痛管理主要包括一般治疗、冷敷治疗、药物镇痛、康复治疗及针灸治疗。在术后康复过程中，患者要注意自我护理，避免提重物、做剧烈运动，否则会加重疼痛的症状，不利于身体的康复。

1. 一般治疗

肩关节术后可以通过多卧床休息的方式缓解疼痛，避免过度运动。

2. 冷敷治疗

冷敷有助于减轻局部炎症、缓解疼痛，可以通过冷敷的方式达到镇痛的目的。冷敷过程中应注意温度不可过低、冷敷时间不宜过长，以免影响伤口愈合。

3. 药物镇痛

如果疼痛的症状比较严重，患者可以在医生的指导下，使用镇痛药物进行治疗，如布洛芬、双氯芬酸钠等。

4. 康复治疗

患者可以在医生的指导下进行肩关节活动训练，如钟摆运动、爬墙运动等，从而促进局部血液循环，达到镇痛的目的。

5. 针灸治疗

在医生的指导下，针灸某些穴位调节局部的血液循环，可达到镇痛的目的。

五、哪些因素影响肩关节手术效果

1. 患者因素

（1）年龄：年龄是影响手术成功率的一个重要因素。年轻患者的恢复能力通常更强，这是因为他们的细胞再生能力、组织修复能力及整体健康状况通常优于老年患者。然而，这并不意味着老年患者不能成功接受手术，而是说他们在术前评估和术后康复上可能需要更多的关注。

（2）健康状况：患者的总体健康状况，包括慢性病的存在与否，也是重要的考量因素。例如，有糖尿病、心血管疾病或免疫系统疾病的患者可能面临更高的手术风险和更复杂的术后恢复过程。

（3）运动水平：运动水平高的患者通常具有更好的肌肉质量和关节灵活性，这有助于手术后的快速恢复。因此，手术前后的物理治疗和适度的运动对促进恢复非常重要。

2. 疾病因素

肩关节疾病的类型（如肩袖撕裂、骨关节炎等）及其严重程度直接影响手术的成功率。轻度至中度的损伤通常预后较好，因为可能不需要复杂的手术干预，相反，严重或长期未治疗的疾病可能导致手术过程和术后恢复过程更复杂。

3. 手术技术

肩关节镜手术作为一种微创手术技术，其优势在于减少了手术对患者的身体影响，缩短了恢复时间，并降低了感染和其他并发症的风险。这些优势使肩关节镜手术成为许多肩部疾病治疗的首选方法。对于复杂的骨折或严重损伤，可能需要开放手术，需要通过较大的切口直接接触骨骼和组织，对组织的损伤较大，手术风险也较高，往往也需要更长的康复时间。

4. 术后康复

术后康复是确保手术成功的关键环节。一个专业、个性化的康复计划可以帮助患者快速恢复，减少术后并发症。康复计划通常包括物理治疗、功能性训练及生活指导，旨在恢复肩关节的功能和强度，提高患者的生活质量。